AF528466

''1947 तक देश अंग्रेजों का गुलाम था...
...आज देश अंग्रेजी दवाओं का गुलाम है!''

- डॉ. बिस्वरूप रॉय चौधरी

डायबिटीज से मुक्ति

डॉ. बिस्वरूप रॉय चौधरी

डायमंड बुक्स

www.diamondbook.in

© लेखकाधीन
प्रकाशक : डायमंड पॉकेट बुक्स (प्रा.) लि.
X-30, ओखला इंडस्ट्रियल एरिया, फेज-II
नई दिल्ली-110020
फोन : 011-40712200
ई-मेल : sales@dpb.in
वेबसाइट : www.diamondbook.in

DIABETES SE MUKTI
***By :** Dr. Biswaroop Roy Chowdhury*

समर्पित

मेरी नन्ही परी-बिटिया आइवी,
जीवन साथी नीरजा
एवं
मार्गदर्शक माता-पिता
श्री विकास रॉय चौधरी
व
श्रीमती लीला रॉय चौधरी

इस पुस्तक को ऐसे उपयोग करें

यह पुस्तक डायबिटीज (मधुमेह) के बारे में है। यह रोग असंतुलित व अनियंत्रित जीवनशैली के कारण हमारे जीवन में उत्पन्न होता है। (कुछ लोग इसे आनुवांशिक मानते हैं, किंतु ऐसा नहीं है और चिकित्सक भी लोगों को प्रायः यही बात समझाने का प्रयास करते हैं)।

इसका अर्थ है कि अपनी जीवनशैली में बदलाव कर हम डायबिटीज का उपचार कर सकते हैं। जीवनशैली का तात्पर्य हमारे व्यवहार एवं उन आदतों से हैं, जिन्हें हम अपने दैनिक जीवन में निरंतर करते हैं। बार-बार करते हैं! यह पुस्तक 'डायबिटीज उपचार खेल' (डायबिटीज क्यूर गेम) की मदद से नई जीवनशैली व नई आदतें अपनाने में आपकी मदद करेगी। समय-समय पर यह खेल खेलें तो बहुत जल्द ही आप जान जाएंगे कि 'इस धरती पर अब किसी को भी डायबिटीज के साथ जीने या मरने की कोई जरूरत नहीं है।'

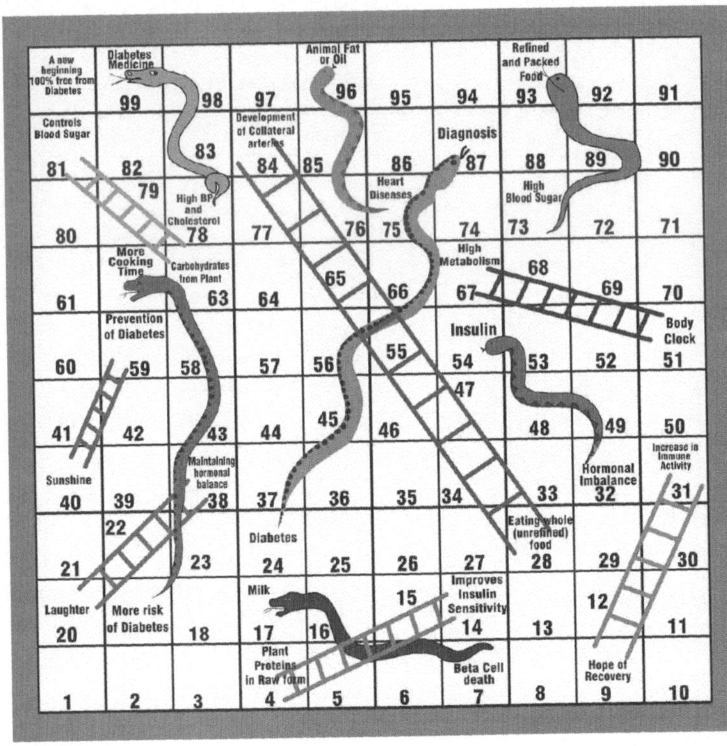

विषय सूची

1. वास्तविकता - एक कड़वा सच 11

2. डायबिटीज क्यूर गेम 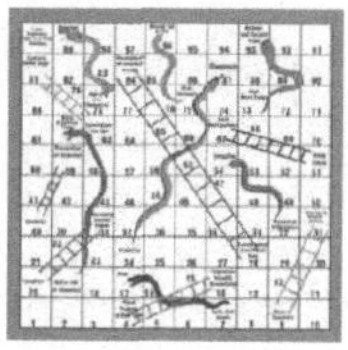 15

3. रोग-निदान 18

4. पौधों से प्राप्त भोजन प्राकृतिक रूप में खाएं 21

5. दूध 25

6. पौधे से पाएं कार्बोहाइड्रेट 28

7. पकाने का समय 30

8. धूप 32

9. पशु वसा / तेल 35

10. हंसना - एक अचूक औषधि 38

11. डायबिटीज की दवा 40

12. बॉडी क्लॉक 42

13. रिफाइन्ड / पैक फूड 44

14. पौधे से प्राप्त प्रोटीन 47

15. इंसुलिन इंजेक्शन 51

16. सुधार की आशा 54

17. सांप को जीवन से बाहर फेंको और सीढ़ियों पर चढ़ते जाओ 56

18. कछुए जैसी डीआईपी डाइट 58

19. खरगोश जैसी डीआईपी डाइट 64

20. मेंढक जैसी डीआईपी डाइट 67

21. 72 घंटों में डायबिटीज की छुट्टी रेसिडेंशियल / वर्चुअल टूर 70

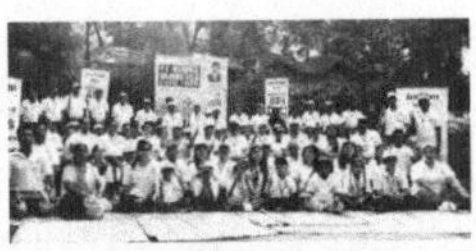

22. मेटाबॉलिक सिंड्रोम कॉफ्रेंस, लंदन में प्रकाशित शोध पत्र........................ 72

23. आपकी पुस्तक आपकी मनपसंद भाषाओं में........................ 75

1

वास्तविकता - एक कड़वा सच

धरती पर अब किसी को भी डायबिटीज के साथ जीने या मरने की कोई जरूरत नहीं है। जी हां, सुनने में यह काफी हैरानी की बात है, लेकिन यह सच है! डायबिटीज से पीड़ित व्यक्ति को अब जीवनभर डायबिटीज की दवाओं या इंसुलिनथैरेपी पर निर्भर नहीं रहना होगा। यदि आप भी डायबिटीज की दवाएं या इंसुलिन लेते हैं तो आप भी डायबिटीज के जाल में फंस चुके हैं, जो डॉक्टर व दवा उद्योग ने मिलकर बुना है।

मौजूदा चिकित्सा साक्ष्य, चाहे वह सुविख्यात ADOPT ट्रायल हो या फिर उच्चस्तरीय ACCORD ट्रायल, ये सभी इस तथ्य की ओर इशारा करते हैं कि डायबिटीज की दवाएं लेने से आप अपना ब्लड शुगर कम कर; खुद को और ज्यादा बीमार बना रहे हैं। याद रखें कि आपको आपका पहले जैसा स्वास्थ्य दिलाने में केवल एक ही व्यक्ति आपकी मदद कर सकता है- और वह आप स्वयं हैं।

और दवा के रूप में, आहार विज्ञान (साइंस ऑफ फूड) पर आधारित नए प्रमाणों की मदद से ऐसा किया जा सकता है।

तथापि, अतिश्योक्तिपूर्ण है कि सुदृढ़ दवा उद्योग का गठजोड़ इस ज्ञान जागरूकता को आम लोगों तक पहुंचने से रोक रहा है। इंडियन मेडिकल एसोसिएशन (आईएमए) ने हमारे कई डायबिटीज ट्रेनिंग प्रोग्राम्स को बाधित करने का प्रयास किया, यहां तक कि मेरे खिलाफ प्रेस कॉन्फ्रेंस आयोजित कर मेरी छवि बिगाड़ने का अथक प्रयास भी किया। कई अवसरों पर फूड एंड ड्रग एडमिनिस्ट्रेशन (FDA) एवं एडवरटाइजिंग स्टैंडर्ड काउंसिल ऑफ इंडिया (ASCI) ने, मेरी आवाज दबाने का प्रयास किया। मेडिकल माफिया द्वारा रचे गए इस समूचे पीड़ादायक घटनाक्रम के चलते मेरे पास दो ही विकल्प बचे थे-

पहला - मैं खामोश होकर बैठ जाऊं।

दूसरा - अपनी आवाज़ को ज़्यादा बुलंद करूं।

Directorate of
Food & Drugs
Administration

लेकिन मैंने दूसरा विकल्प चुना। आज मैं विश्व में बोली जाने वाली सभी प्रमुख भाषाओं में, इस पुस्तक को प्रकाशित करके अपनी बात आप तक पहुंचाने का प्रयास कर रहा हूँ, और इसका एक ही लक्ष्य है- धरती से डायबिटीज को पूरी तरह मिटा देना।

अपने शिक्षण एवं 10,000 से अधिक रोगियों से प्राप्त अनुभवों (जिन्हें मेटाबॉलिक सिंड्रोम कॉन्फ्रेंस, अगस्त 2017, लंदन में प्रस्तुत व प्रकाशित किया गया), के आधार पर निम्न निष्कर्ष प्राप्त किए:

1. यदि टाइप I एवं टाइप II के डायबिटीज रोगियों को उपचार के पहले ही दिन से दवाओं/इंसुलिन की बजाय कछुए जैसी DIP डाइट* पर रखा जाए तो डायबिटीज को 100 प्रतिशत तक ठीक किया जा सकता है।

2. यदि टाइप I डायबिटीज रोगियों को इन्सुलिन थैरेपी के एक वर्ष के भीतर खरगोश जैसी DIP डाइट* पर रखा जाए तो 90 प्रतिशत तक डायबिटीज ठीक किया जा सकता है।

3. यदि इंसुलिन पर निर्भर टाइप II डायबिटीज रोगियों को इंसुलिन थैरेपी के 10 वर्षों के भीतर मेंढ़क जैसी DIP डाइट* पर रखा जाए तो ऐसे 60% रोगियों को इंसुलिन से छुटकारा मिल सकता है।

4. निम्न DIP डाइट* लेने के 3 महीनों के भीतर, डायबिटीज के लगभग सभी रोगी, डायबिटीज की दवाओं के दुष्प्रभावों को प्रभावी रूप से दूर कर सकते हैं।

** इस पुस्तक में आगे, आप डायबिटीज क्यूर गेम के जरिए इसके बारे में जानेंगे।*

2

डायबिटीज क्यूर गेम

इस खेल की प्रेरणा भारत के प्राचीन बोर्ड गेम 'सांप-सीढ़ी' (Snake and Ladder) से मिली, जिसे 2 या ज्यादा लोग भी खेल सकते हैं। इसमें तेजी से 1 से 100 खाने तक पहुंचना होता है।

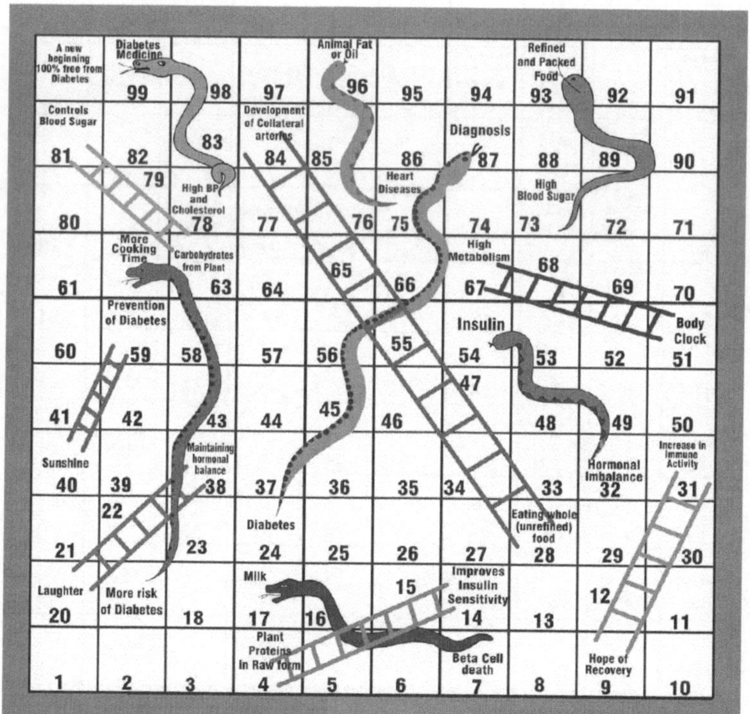

रास्तों में मिलने वाले सांपों से बचकर और सीढ़ियों पर चढ़कर ही लक्ष्य तक सबसे पहले पहुंचा जा सकता है। हालांकि, यह भाग्य पर निर्भर है। क्योंकि अपनी बारी आने पर फेंकी गई डाइस (पासा) में मिली संख्या के आधार पर ही खिलाड़ी को आगे बढ़ना होता है। अधिक जानकारी के लिए www.biswaroop.com/snakeandladder लिंक पर उपलब्ध वीडियो देख सकते हैं।

इस खेल में सात सांप डायबिटीज के सात प्रमुख कारणों को दर्शाते हैं, जिन्हें आपने अपने जीवन से बाहर करना है और उन सात सीढ़ियों पर चढ़ना है, जो डायबिटीज के उपचार में मददगार कारकों को दर्शाती है।

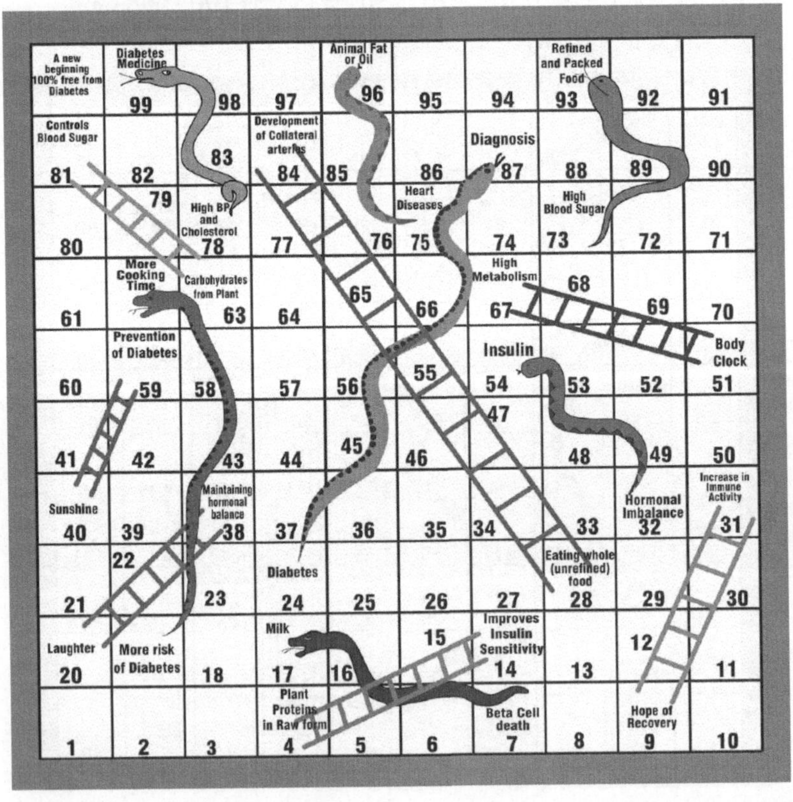

सांप जितना बड़ा है, मनुष्य को डायबिटीज रोगी बनाने में उसका प्रभाव भी उतना ही ज्यादा होगा। इसी तरह सीढ़ी जितनी बड़ी होगी, डायबिटीज को दूर कर स्वस्थ बनाने में उसकी भूमिका उतनी ज्यादा महत्त्वपूर्ण होगी।

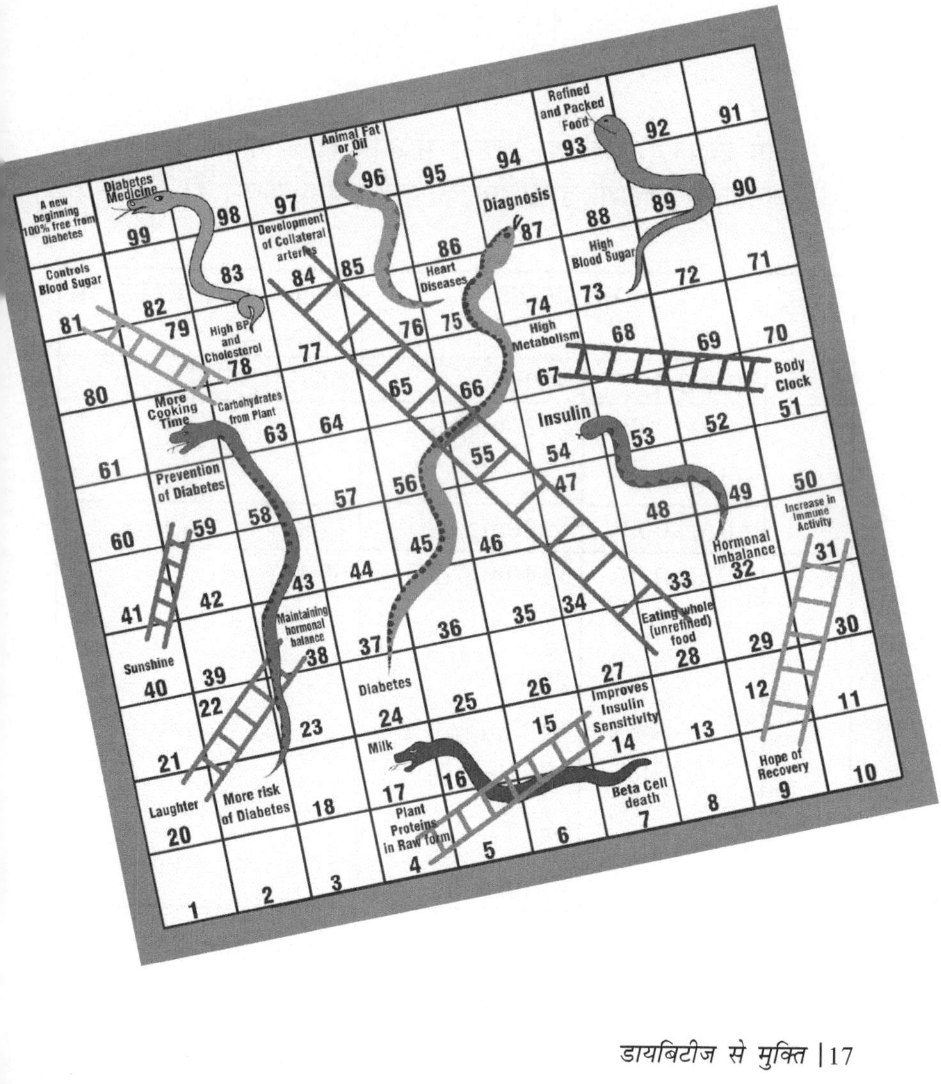

3

रोग-निदान

रोग-निदान, पिछले दो दशकों में डायबिटीज रोगियों की संख्या में बेतहाशा वृद्धि होने का सबसे बड़ा कारण है।

S no.	DIABETES		% of DIABETES in CHINA
1.	NDDG, 1979	>200mg/dl	3.5%
2.	ADA, 1997; WHO, 1999	>126mg/dl	8%
3.	ADA, 2003	>100mg/dl	27%
4.	ADA, 2010	>140mg/dl (P.P) or >100mg/dl (Fasting) or >HbA1c > 5.6%	50.1% JAMA 2013

तालिका 1: चीनी नागरिकों पर किया गया डायबिटीज संबंधी सर्वेक्षण

यदि आप उपरोक्त तालिका को ध्यानपूर्वक देखें तो बड़ी सरलता से जान जाएंगे कि समय के साथ-साथ उपचार का सार गिरता चला गया है, जिसके फलस्वरूप डायबिटीज के फैलने का अनुपात बड़ी तेजी से बढ़ा है। इसे निम्न तालिका से भी भली-भांति समझा जा सकता है:

देश	प्री-डायबिटीज के प्रसार में वृद्धि
डेनमार्क	11.8% to 37.6%
फ्रांस	15.9% to 45.2%
भारत	10.6% to 37.6%
स.रा.अमेरिका	9.5% to 28.5%
सिंगापुर	9.5% to 32.3%

तालिका 2: नेशनल हेल्थ एंड न्यूट्रीशियन एक्जामिनेशन सर्वे (NHANES) से प्राप्त आंकड़े

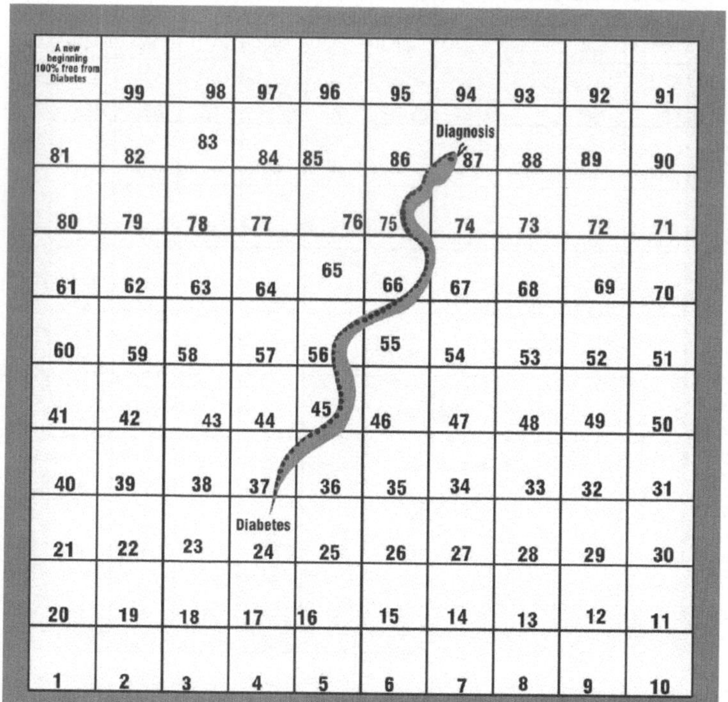

हालांकि, यदि आप 1975 से 1985 के बीच के परीक्षणों को देखें, जो डायबिटीज के निदानात्मक मापदंडों के निर्धारण का आधार बनें, तो आप 250mg/dl पर पहुँचेंगे, जो डायबिटीज उपचार की आरंभिक अवस्था है। दूसरे शब्दों में, भोजन करने के 2 घंटे पश्चात् यदि आपका ब्लड शुगर बिना दवा के 250mg/dl से कम हो, तो समझ लें कि आप डायबिटीज रोगी नहीं हैं। किंतु इसके विपरीत यदि आप केवल कमाई पर ध्यान देने वाले डॉक्टर्स के पास जाएं तो वे खाली पेट 126mg/dl से कम या इसके लगभग हुआ, तो आपको प्री–डायबिटीक बताया जाएगा। यदि उनकी मानें, इस धरती पर शायद ही कोई सेहतमंद मनुष्य रहा होगा।

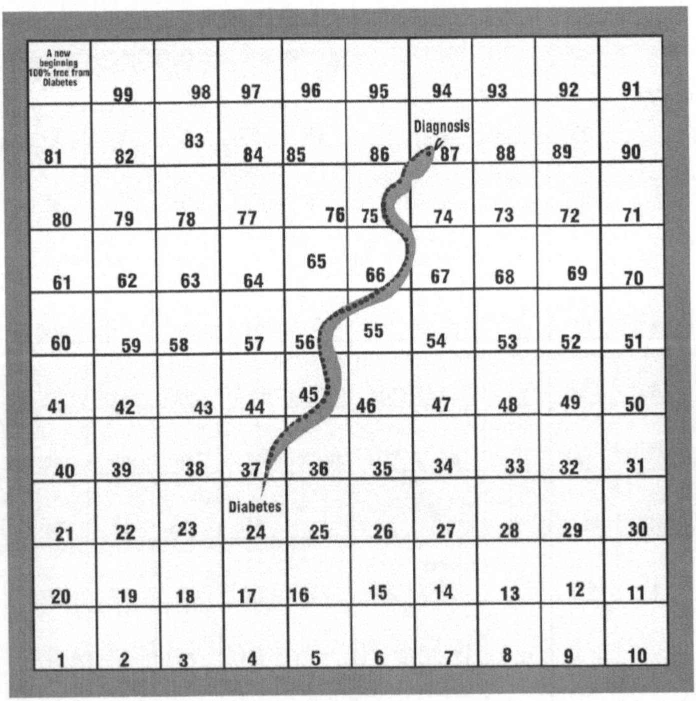

4

पौधों से प्राप्त भोजन प्राकृतिक रूप में खाएं

यह अति महत्त्वपूर्ण कारक है जो डायबिटीज को नियंत्रित करने में न केवल आपकी मदद करता है, अपितु आपको हार्ट अटैक एवं ब्रेन स्ट्रोक से भी बचाता है।

हम सभी स्टेप्नी के बारे में जानते हैं– एक ऐसा अतिरिक्त पहिया, जो कार में रखा जाता है, जिससे कि कार के चारों पहियों में से कोई भी पहिया पंचर हो जाए तो उसकी जगह स्टेप्नी लगाई जा सके और अपनी यात्रा अनवरत् जारी रखी जा सके।

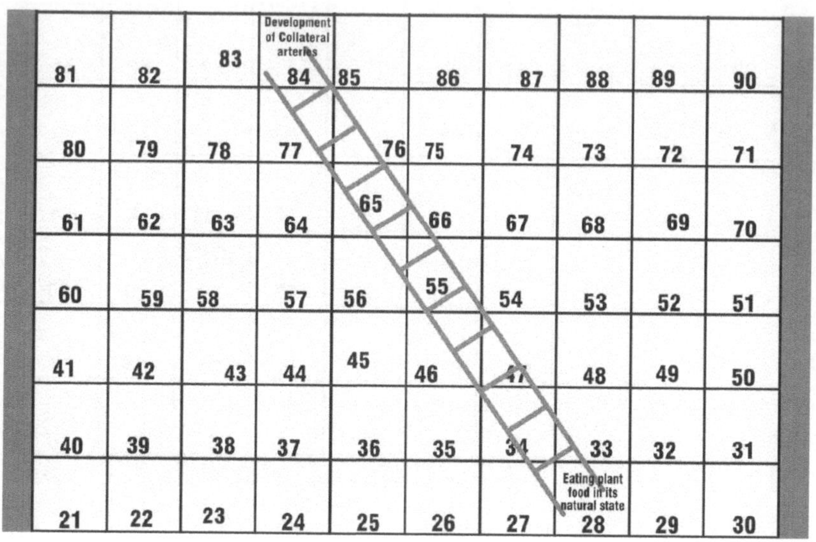

इसी प्रकार, ईश्वर ने भी हमारे पूरे शरीर के भीतर, विशेषकर हृदय में हजारों अति सूक्ष्म एवं अप्रयुक्त धमनियां छिपा रखी हैं। जिससे की धमनियों में किसी प्रकार की रुकावट आने पर हमारा शरीर उन अतिरिक्त आपातकालीन धमनियों को उपयोग कर खुद को हार्ट अटैक या ब्रेन अटैक से बचा सके। यह प्रक्रिया नैचुरल बाईपास कहलाती है, इस महान उपलब्धि 1998 में चिकित्सा विज्ञान का नोबल सम्मान प्रदान किया गया था।

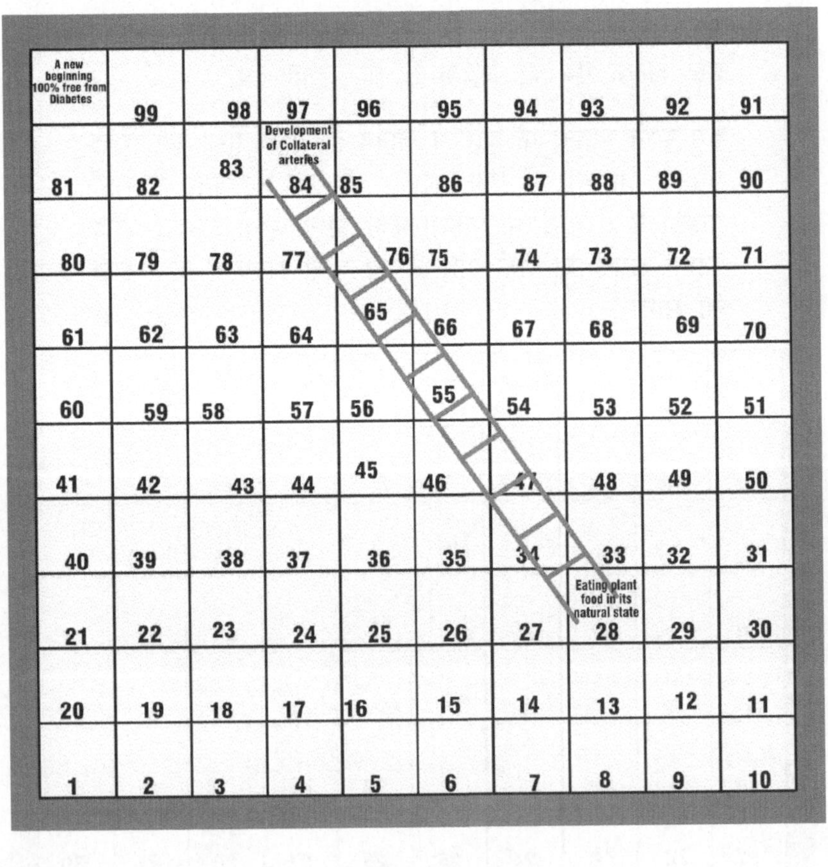

ईश्वर द्वारा रची गई इस खूबसूरत संरचना के बावजूद भी, दुर्भाग्यवश, अनेक लोग हार्ट अटैक/ब्रेन स्ट्रोक से पीड़ित हैं। यह जानना भी महत्त्वपूर्ण है कि केवल स्टेपनी का होना ही काफी नहीं है; अपितु पहियों को बदलने की प्रक्रिया के परिपूर्ण होने के लिए पहियों को बदलने वाले औजारों की भी जरूरत होगी। इसी प्रकार से, आपात स्थिति में गुप्त धमनियों को, खोलने के लिए शरीर को भी औजार की आवश्यकता पड़ती है। यह नाइट्रिक ऑक्साइड नामक

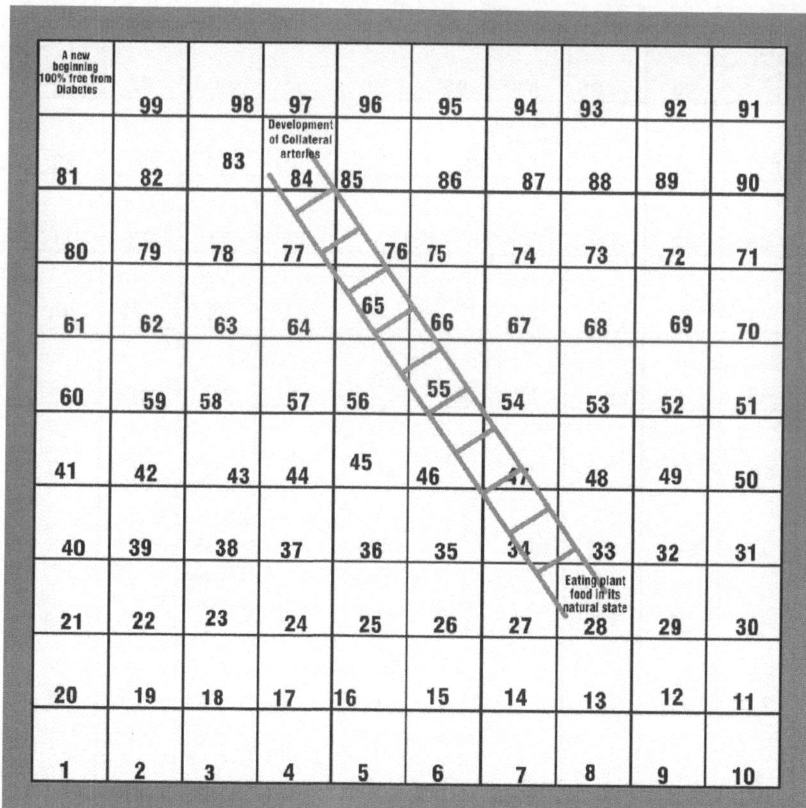

एक रसायन होता है। जब यह शरीर में पर्याप्त मात्रा में हो, तभी अतिरिक्त धमनियां खुल सकती हैं। शरीर में नाइट्रिक ऑक्साइड के उत्पादन को बढ़ाने में मदद करने का एकमात्र तरीका यह है कि अपने आहार की 50 प्रतिशत से ज्यादा मात्रा 'पौधों से प्राप्त भोजन को बिना पकाए या प्रसंस्करण किए उसी प्राकृतिक अवस्था में खाना है' जैसे पौधों ने उन्हें उत्पन्न किया है।

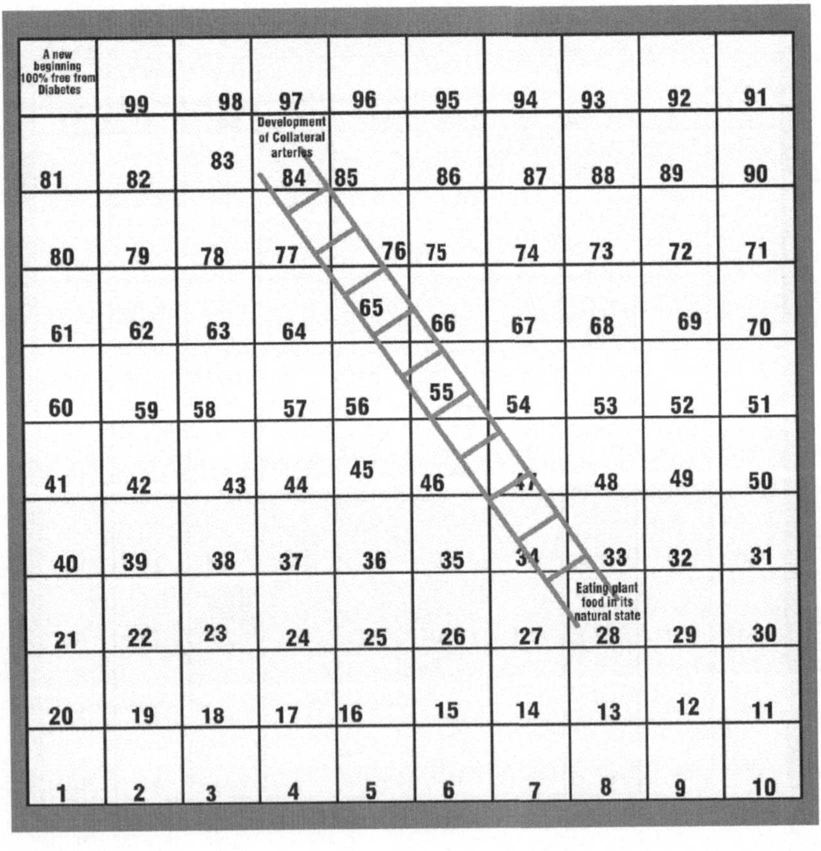

5

दूध

गाय का दूध बच्चों में डायबिटीज का सबसे बड़ा कारण है। दूध भोजन नहीं है। मनुष्य ही केवल ऐसा प्राणी है, जो जीवनभर दूध पीता है। मनुष्य ही एकमात्र ऐसा प्राणी है, जो अन्य जीवों का दूध पीता है। ईश्वर ने शिशु के आरम्भिक कुछ महीनों के लिए ही दूध बनाया है और वो भी उसकी माँ का दूध।

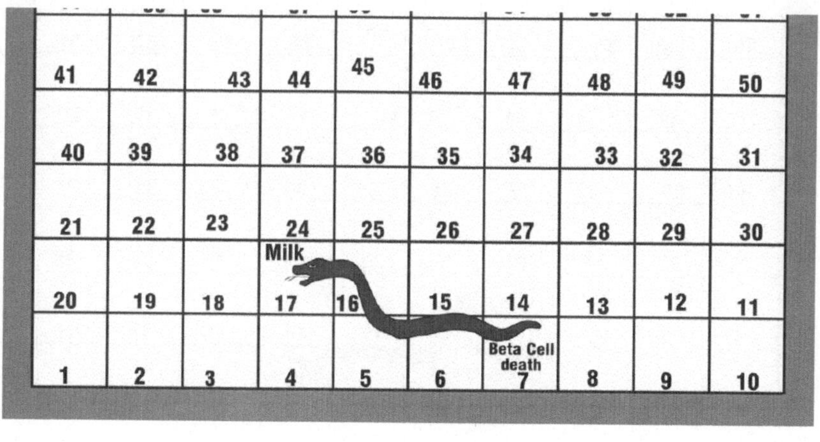

डायबिटीज टाइप I से पीड़ित बच्चों के संदर्भ में देखें तो गाय का दूध शरीर की प्राकृतिक रोगप्रतिरोधक क्षमता को बिगाड़ता है और बाहरी स्रोतों से प्राप्त इंसुलिन पर निर्भर रहने के कारण (पैन्क्रिया) की बीटा कोशिकाएं (B-cells) समाप्त होने लगते हैं।

जबकि, केवल दूध छोड़ देने से इंसुलिन पर निर्भर रोगी के जीवन में, ब्लड शुगर को सही रखने के लिए इंसुलिन की जरूरी मात्रा में तुरंत लगभग 40% की कमी आ जाती है।

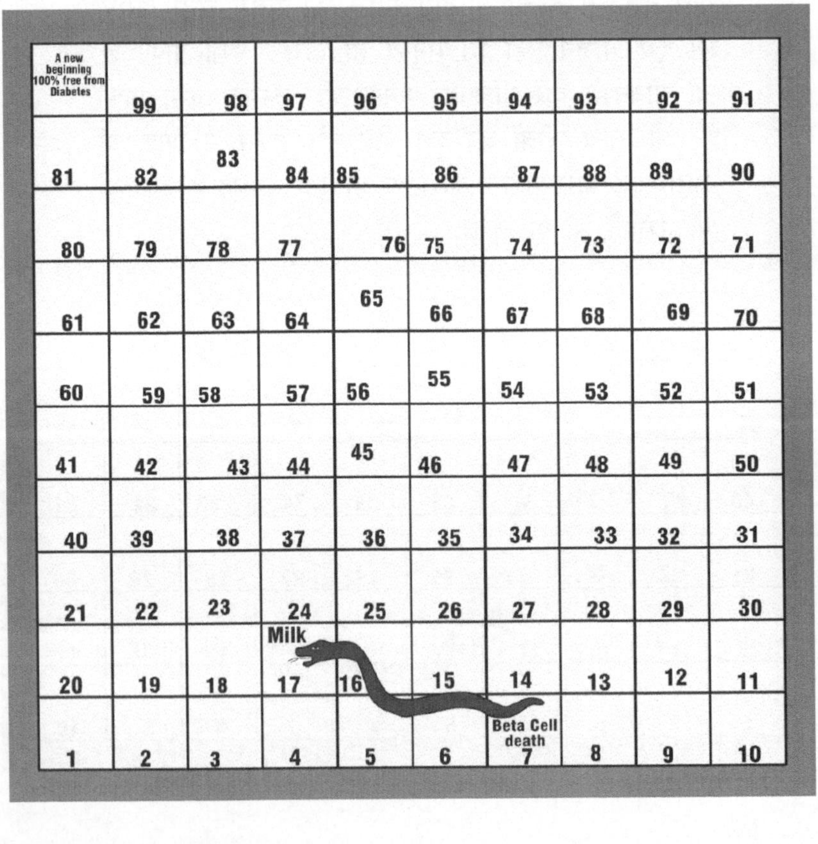

सभी प्रकार के चिकित्सा प्रमाणों का सुझाव है कि दूध एवं दूध से निर्मित पदार्थों के सेवन से कैंसर, आस्टियोपोरोसिस, हृदय रोग के साथ-साथ डायबिटीज में भी बढ़ोतरी होती है।

चिकित्सा प्रमाणों की जांच के लिए
www.biswaroop.com/whitetruth पर जाएं।

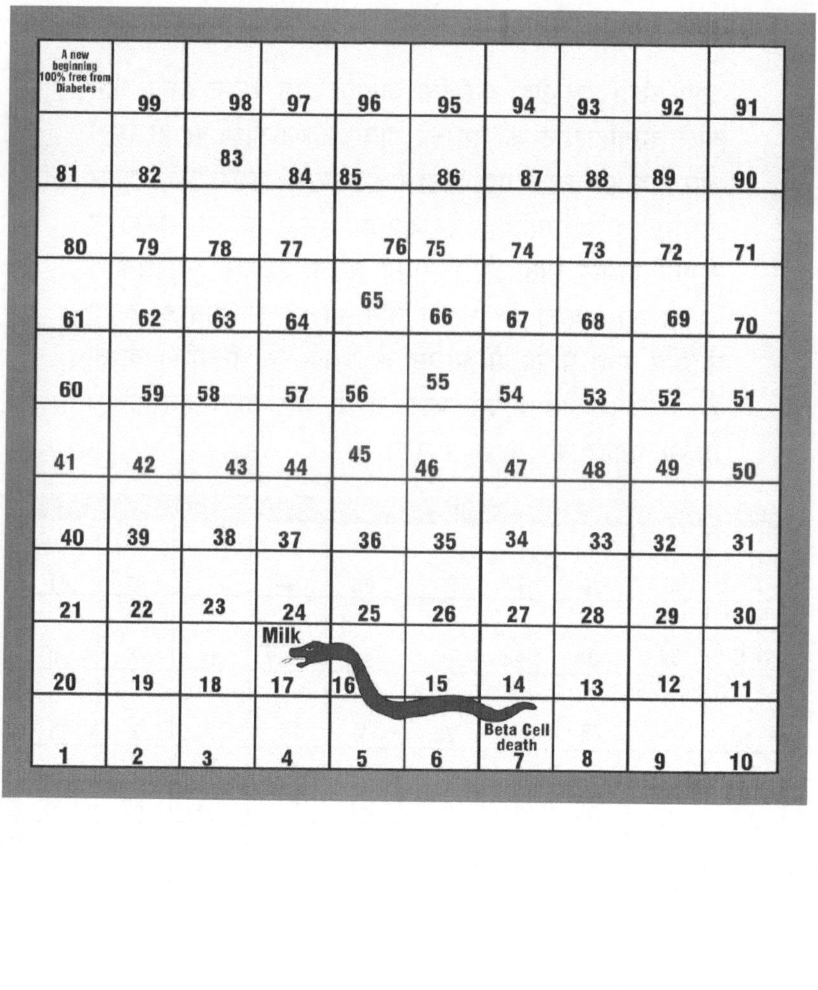

6

पौधों से पाएं कार्बोहाइड्रेट

आप अभी यह प्रण करें कि आपके द्वारा सेवन किए जाने वाले कार्बोहाइड्रेट की समूची मात्रा केवल पौधों से ही मिलें और वह भी कच्चे एवं बिना पके रूप में। इससे ब्लड शुगर लगभग तुरंत नियंत्रित हो जाएगा। हमारे पेट में इन्क्रिटिन नामक हार्मोन होता है, जिसकी तुलना ट्रैफिक पुलिसकर्मी से ही जा सकती है। यह हार्मोन भोजन का संकेत भेजता है और रक्त प्रवाह में भोजन के प्रवाह को नियंत्रित करता है, जिससे ब्लड शुगर, ब्लड प्रेशर और अन्य कारकों में किसी प्रकार की बाधा न पड़े।

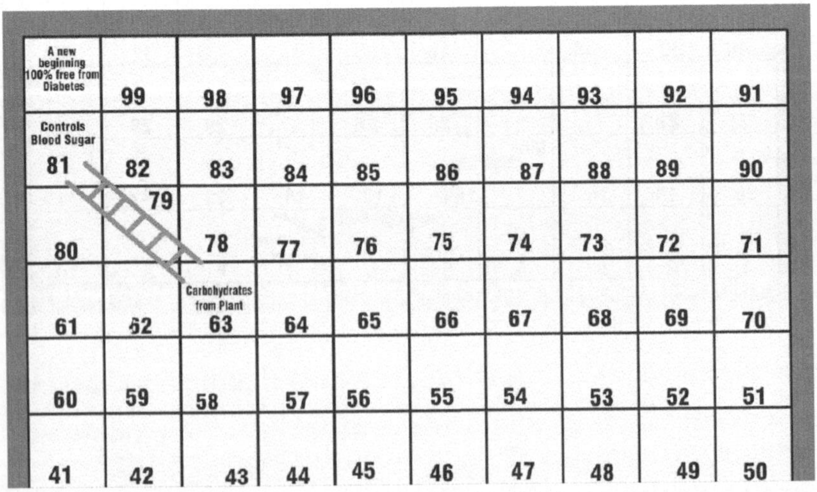

दिलचस्प बात है कि पौधे से प्राप्त भोजन का यदि उनकी प्राकृतिक अवस्था में ही सेवन किया जाए तो ही इन संकेतों को समझते और उनका पालन करते हैं। इसलिए, पौधों से प्राप्त कार्बोहाइड्रेट की तुलना ऐसे अनुशासित एवं बुद्धिमान लोगों (Disciplined and Intelligent People - DIP) से की जा सकती है, जो ट्रैफिक के नियमों का पालन करते हैं और इसी कारण से ब्लड शुगर की सामान्य स्थिति में रुकावट नहीं डालता है।

इसका तात्पर्य है कि आम, केला एवं अंगूर सहित पौधों से प्राप्त सभी भोजन डायबिटीज रोगियों के लिए अच्छे एवं उपयुक्त है।

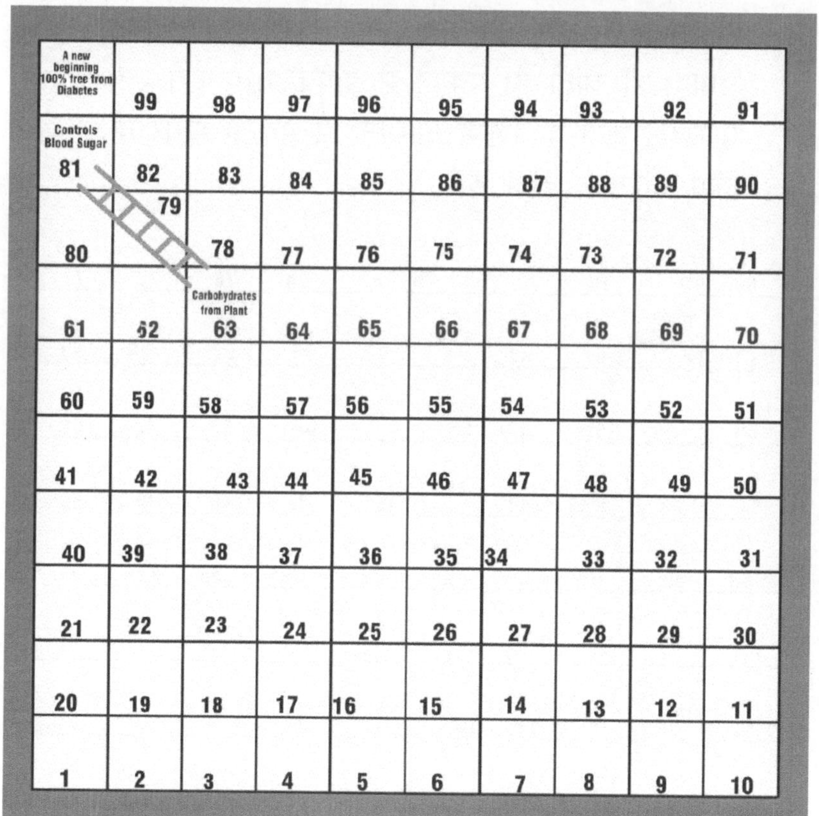

7

पकाने का समय

पकाने से भोजन में विद्यमान रेशे (फाइबर) नष्ट हो जाते हैं और जीवित एन्जाइम एवं ऑक्सीजन समाप्त हो जाती है। पकाने से पोषक तत्त्व ऐसे रूप में बदल जाते हैं, जिन्हें आसानी से पचाना शरीर के लिए मुश्किल होता है।

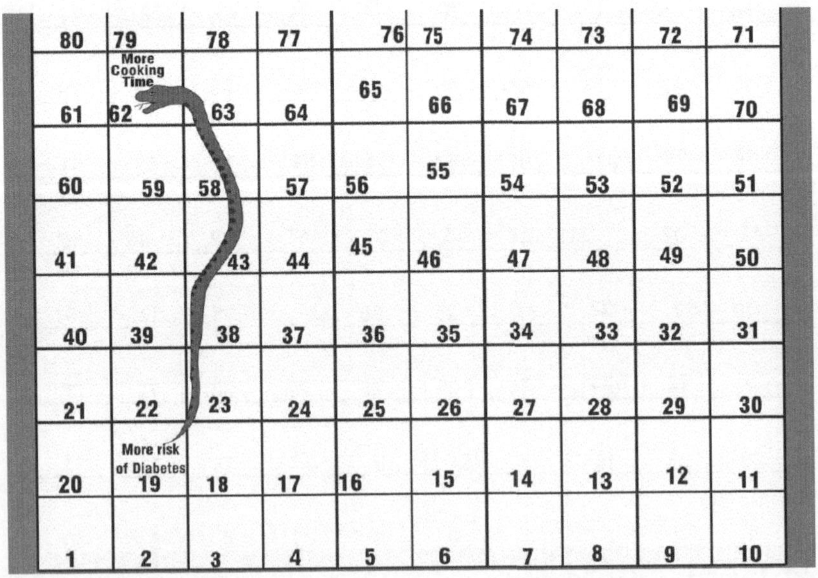

मनुष्य ही एकमात्र ऐसा जीव है जो भोजन पकाता है। मनुष्य ही ऐसा जीव है जो अधिकतर बीमार रहता है। विश्व में हन्जा, बामा, ओकिनावा, सहित अनेक सभ्यताएं हैं, जो पौधों से प्राप्त 90% आहार को प्राकृतिक अवस्था में ही ग्रहण करती हैं। ये लोग 120 वर्षों तक जीते हैं और बहुत कम बीमार पड़ते हैं। इसके विपरीत, जिस समाज में कच्चे फल और सब्जियां खाने का चलन नगण्य है, वहां के लोग अधिकतर बीमार रहते हैं। इसलिए डायबिटीज एवं अन्य संबंधित रोगों को दूर करने के लिए पकाने का समय 50% कम करें अर्थात् पौधों से प्राप्त भोजन को पूरा न पकाएं।

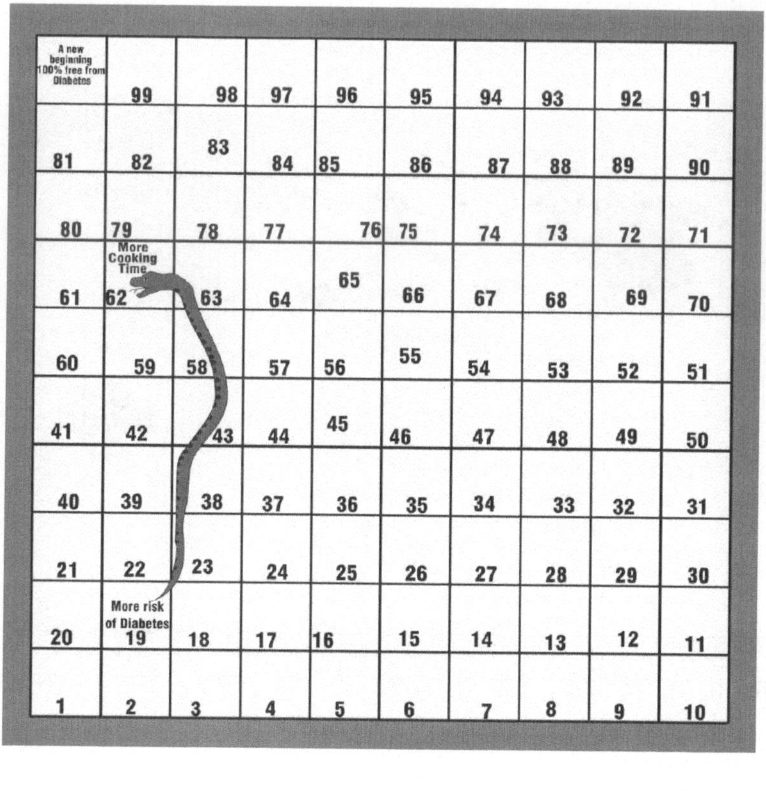

8

धूप

यदि नीचे दिए मानचित्र को देखें तो जानेंगे कि छायांकित भूभागों में टाइप-I डायबिटीज रोगियों की संख्या सर्वाधिक है। यहां धूप एवं डायबिटीज, विशेषकर टाइप-I की आबादी में विपरीत (या प्रतिलोभ) संबंध है।

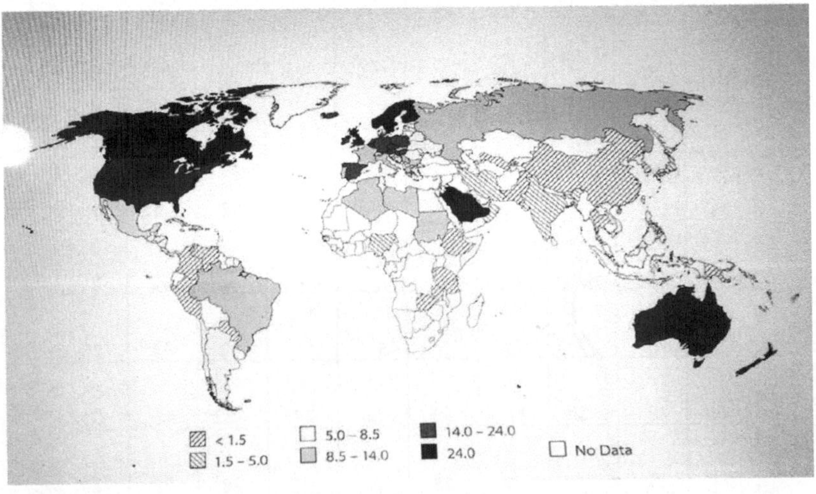

देश अनुसार टाइप-I डायबिटीज की घटनाएं (2013 में प्रति हजार बच्चों पर, 0 से 14 आयु वर्ष के बच्चों के नए मामले) स्रोतः इंटरनेशनल डायबिटीज फाउंडेशन

निःसंदेह कुछ अपवाद भी हैं। जैसे कि कुवैत में भरपूर धूप होती है। किंतु कुवैत उन देशों में शामिल है, जहां डायबिटीज रोगियों का प्रतिशत सर्वाधिक है। इसके पीछे उनकी जीवनशैली प्रमुख कारण हैं। परंपरा अनुरूप वे अपने पूरे शरीर (सिर से पांव तक) को कपड़ों से ढके रहते हैं, जिससे शरीर को बहुत धूप मिलती है, यहां तक कि उनके घरों में खिड़कियां

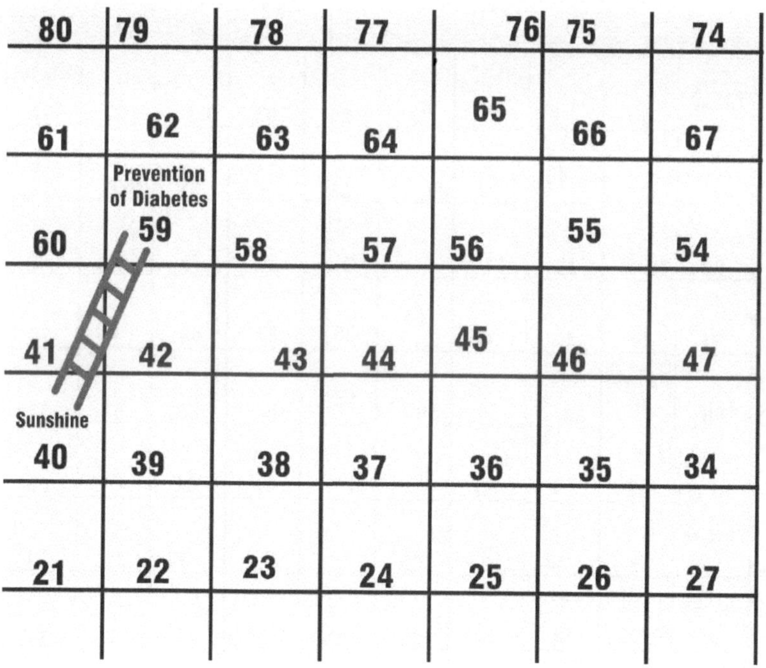

भी नहीं होती हैं। उनके आसपास शॉपिंग प्लेस, मनोरंजन स्थलों सहित सभी जगह वातानुकूलित हैं। फलस्वरूप यहां डायबिटीज रोगियों की बड़ी संख्या है। स्मरण रहे कि धूप विटामिन डी के स्रोत से कहीं अधिक है। विटामिन डी सप्लीमेंट लेना इसका समाधान नहीं है। अपितु यह शरीर में विटामिन डी के विषैलेपन को बढ़ाकर शरीर में ब्लड शुगर की सामान्य स्थिति को असंतुलित कर देगा।

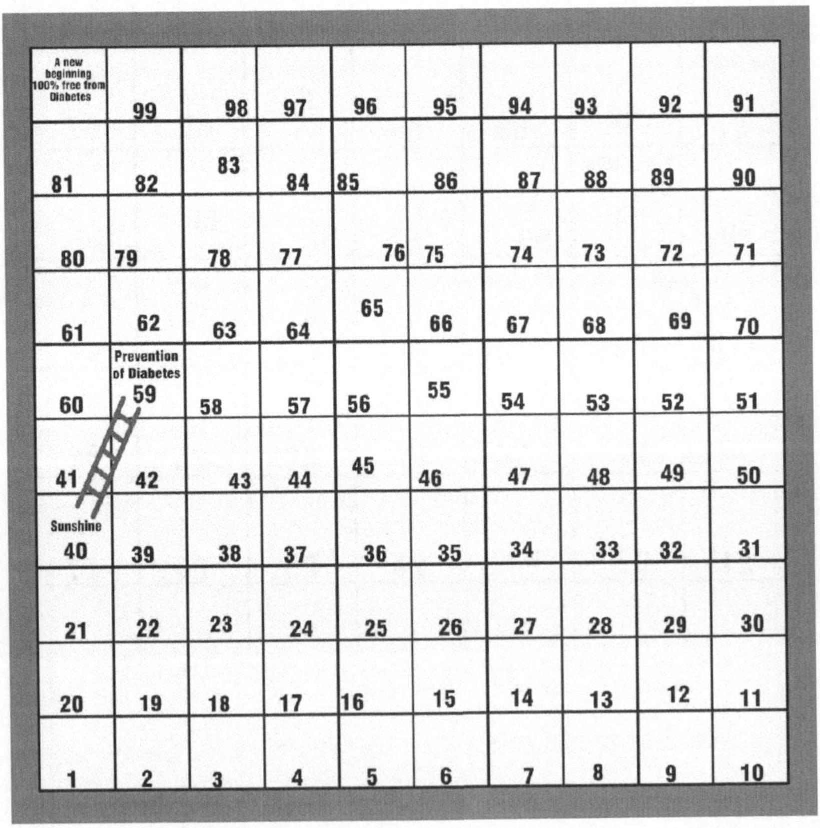

9

पशु-वसा/तेल

एक पौधे, जैसे कि फलों या सब्जियों से थोड़ी सी वसा या चिकनाई लें और चिकन, मीट, अंडे या दूध आदि से थोड़ी सी वसा लें तथा इन्हें माइक्रोस्कोप से देखें। तो आपको पौधे से प्राप्त वसा असमान आकार-प्रकार की दिखाई देगी, जिसे निम्न प्रकार से दर्शाया जा सकता है:

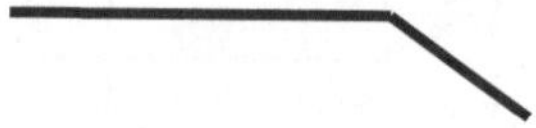

जबकि दूसरी ओर, पशु वसा एक समान निर्मित दिखाई देगी, जैसे कि नीचे दर्शाया गया है:

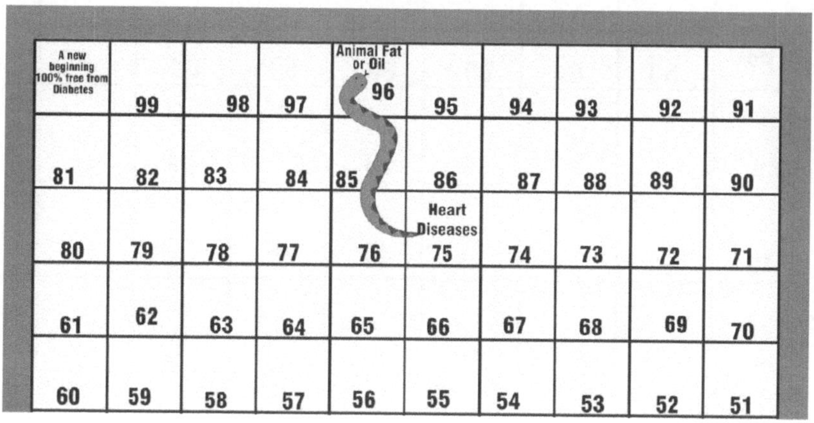

अब जरा कल्पना करें कि आपके पास दो भिन्न प्रकार के कुंदे (logs) हैं, एक जो बिलकुल सीधा है और दूसरा थोड़ा मुड़ा व विषम आकार का, तो बताएं कि कौन-से कुंदे परस्पर एकसमान चिपकेंगे?

निश्चित रूप से, सीधे कुंदे ही सही तरह से परस्पर चिपकेंगे, जबकि मुड़ा व विषम आकार के कुंदे इतनी सरलता से परस्पर समान रूप से नहीं चिपक पाएंगे। हमारे शरीर में आण्विक (मॉलिम्यूलर) स्तर पर यही व्यवस्था होती है।

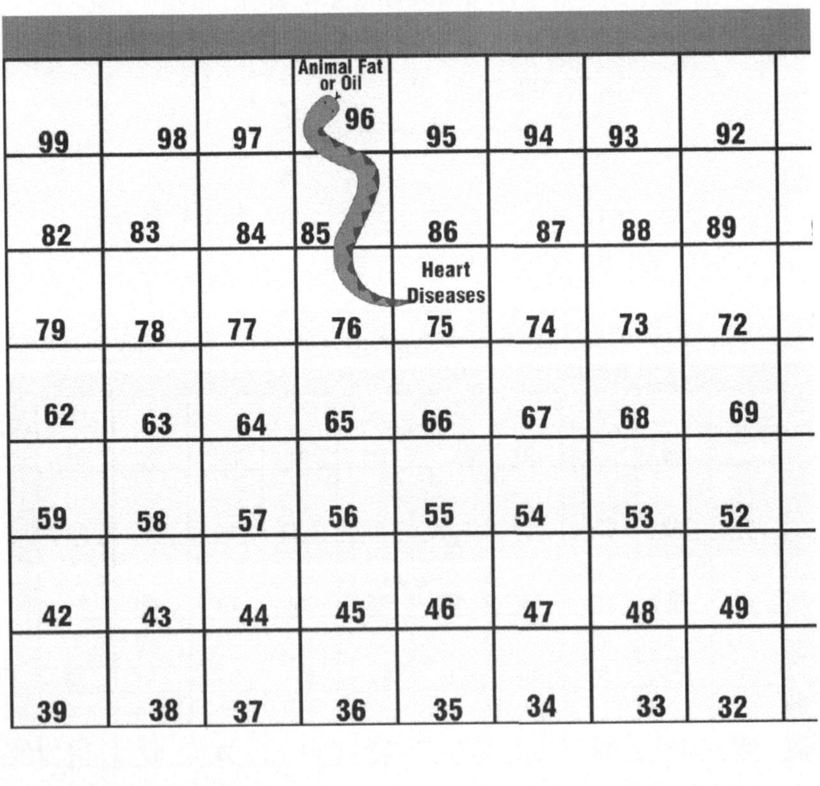

औद्योगिक स्तर पर तैयार एवं पशु वसा बड़ी अच्छी तरह से एक दूसरे से आसानी से चिपक जाता है। इस तरह से वे रक्त वाहिकाओं की अंदरूनी सतह पर इकट्ठा होकर चिपक सकते हैं, जिसके परिणामस्वरूप उनमें रुकावट होती है और इसके फलस्वरूप हार्ट अटैक होता है। औद्योगिक स्तर पर बनी एवं पशु वसा शरीर के किसी भी हिस्से में संचित हो सकती है और जिगर (लीवर), मस्तिष्क एवं अग्नाशय कोशिकाओं (पैन्क्रिया सेल्स) को क्षतिग्रस्त कर हृदय रोग व गुर्दे (किडनी) फेल होने का कारण बन सकता है। जबकि, अपनी विषम आकृति (——\) के कारण पौधों से प्राप्त वसा रक्त धारा में सुगमता से प्रवाहित होती है और रक्त वाहिकाओं को अवरुद्ध किए बिना अपनी मंजिल तक पहुंचती है।

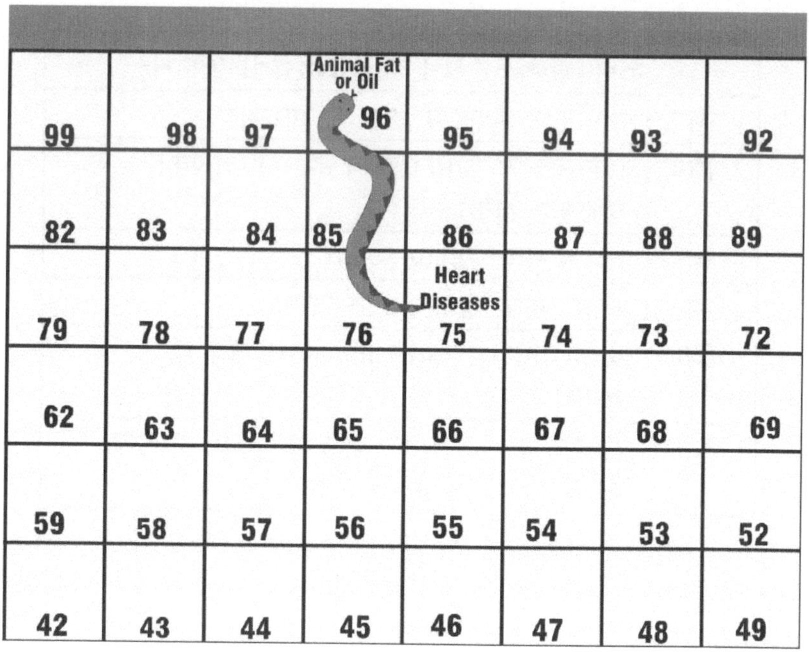

10

हंसना-एक अचूक औषधि

हंसना एक अचूक औषधि हो सकती है। जब आप हंसते हैं, तो कुछ असामान्य घटित होता है।

कब तक हंसने पर कितना लाभ
1 मिनट: हार्मोन उत्पादन में संतुलन आरम्भ।
2 मिनट: (तनावकारी हार्मोन में कमी से) आपको प्रसन्नता होगी।
3 मिनट: दर्द में कमी की शुरुआत।
4 मिनट: ब्लड प्रेशर सामान्य होने लगेगा।
5 मिनट: ब्लड शुगर में कमी और पाचन तंत्र में सुधार।
6 मिनट: सीखने की क्षमता में वृद्धि के लिए मस्तिष्क के दोनों हिस्सों का उत्तेजित होना।

तो अब तय करें कि अकारण भी रोजाना 6 मिनट हंसेंगे। बिना किसी कारण के हंसने की विधि जाननी हो तो मेरे यूट्यूब चैनल – Dr. Biswaroop Roy Chowdhury पर जाएं और मेरा – **"6 minutes per day to reduce blood sugar by 60mg/dl"** वीडियो देखें।

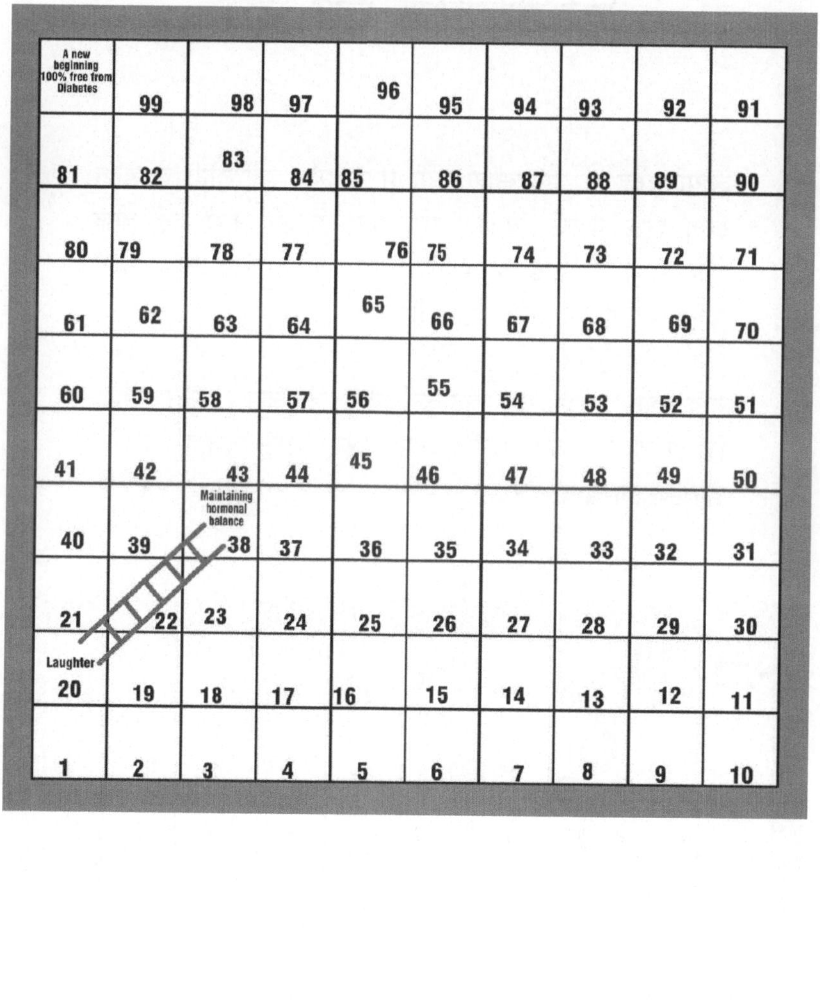

11

डायबिटीज की दवा

डायबिटीज के अधिकांश रोगी मेटफोर्मिन की छोटी से डोज लेना शुरू करके, कुछ समय बाद इसकी बड़ी हुई डोज और साथ ही हाई ब्लड प्रेशर एवं कोलेस्ट्रॉल कम करने वाली दवाएं भी लेने लगते हैं।

यदि आप FDA की चेतावनी देखें तो उसमें साफ-साफ लिखा है कि कोलेस्ट्रॉल कम करने वाली दवाएं लेने से डायबिटीज होता है।

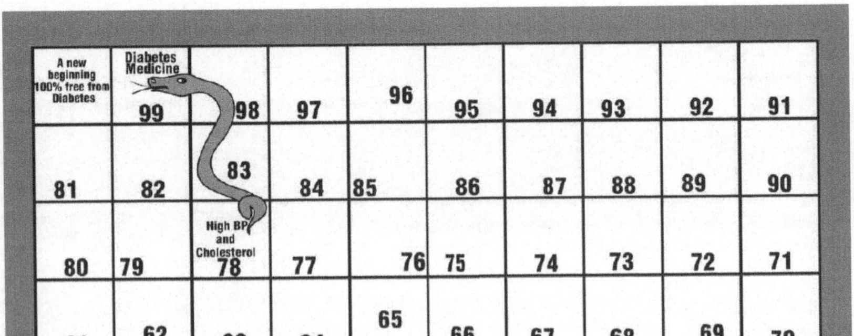

इसी प्रकार, CDC (सेंटर फॉर डिजीज कंट्रोल, स.रा. अमेरिका) बताता है कि '75% डायबिटीज रोगी हाई ब्लड प्रेशर की दवाएं भी लेते हैं।' मोटे तौर पर पिछले 3 दशकों में आयोजित ट्रायल के समस्त चिकित्सा प्रमाणों से निष्कर्ष निकलता है कि, 'डायबिटीज, हाइपरटेंशन या कोलेस्ट्रॉल कम करने वाली दवाएँ – तीनों में से किसी का भी सेवन से शेष दो मापदंडों की सामान्य स्थिति बिगड़ जाती है।' आप मेरी पुस्तक 'लास्ट डेज ऑफ डायबिटीज' में इन ट्रायल्स के बारे में पढ़ सकते हैं। तो डायबिटीज, हाइपरटेंशन और कोलेस्ट्रॉल की दवा न लेना तथा डीआईपी डाइट आरंभ करना, डायबिटीज की रोकथाम की दिशा में पहला कदम है, जिसके विषय में आप इस पुस्तक में आगे पढ़ेंगे।

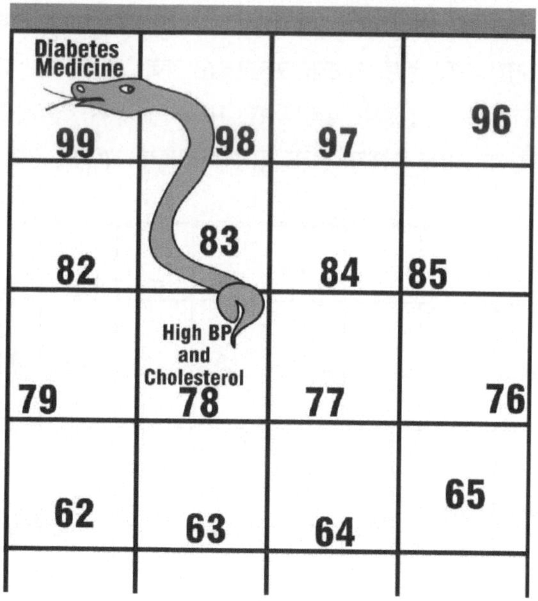

12

बॉडी क्लॉक

अधिकांश प्राणियों की तरह मनुष्य को भी रात में नींद आती है। रात में मस्तिष्क को ज्यादा शांति प्रदान करने वाले हार्मोन्स का स्त्राव ज्यादा होता है। इस प्रकार दिन के समय हमारा पाचन तंत्र एवं चयापचय (मेटाबॉलिज्म) अपने चरम पर होता है, इसलिए हमें सूर्यास्त के पश्चात् भोजन नहीं करना चाहिए। हम सभी के शरीर में एक छिपी बॉडी क्लॉक होती है। यह इस तथ्य से प्रमाणित होता है कि अधिकतर हार्ट अटैक सुबह 6 बजे से लेकर दोपहर के बीच होते हैं; इसी प्रकार से, मध्य रात्रि से लेकर सुबह 6 बजे के बीच अस्थमा के सबसे ज्यादा आघात होते हैं।

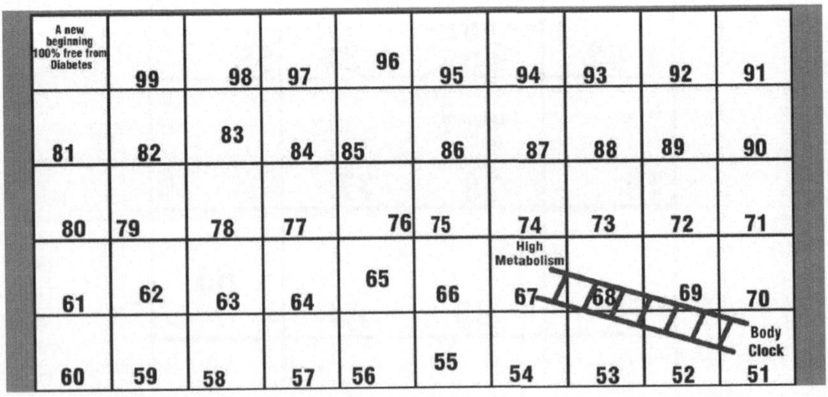

इस आधुनिक युग में, अनियमित जीवनशैली द्वारा बॉडी क्लॉक को असंतुलित करना डायबिटीज का प्रमुख कारण है। इसलिए, अपने सोने का समय निर्धारित करें। प्रतिदिन नियमित समय पर भोजन एवं व्यायाम करें। इससे आपके शरीर को, (इंसुलिन सहित) विभिन्न प्रकार के हार्मोन्स निर्माण की पूर्व योजना द्वारा, स्वयं को बेहतर तरीके से तैयार करने में मदद मिलेगी और वह डायबिटीज एवं जीवनशैली संबंधी अन्य रोगों से बचा रहेगा।

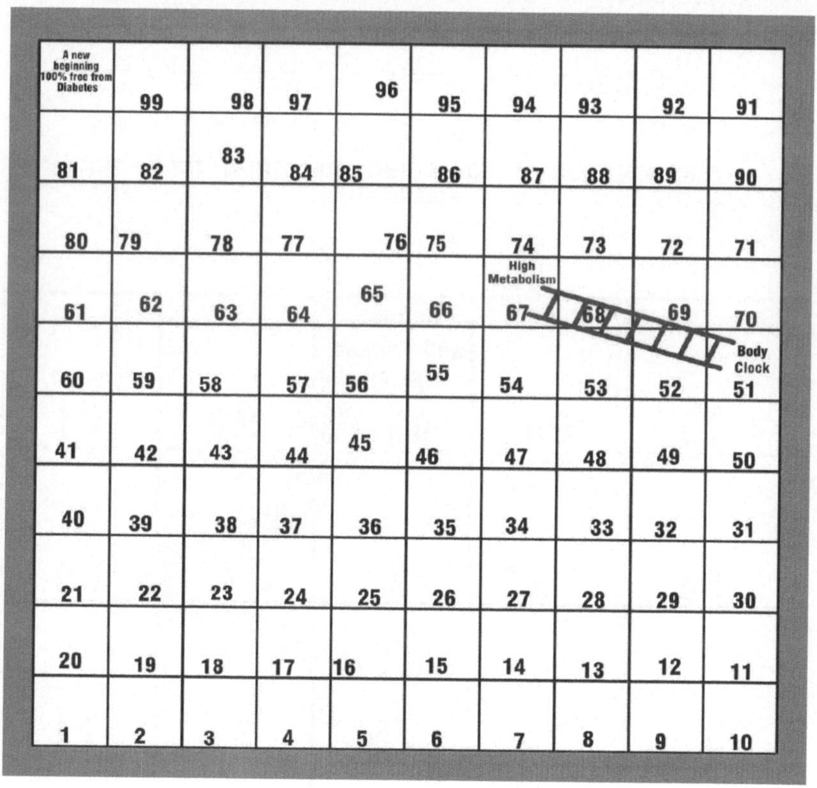

13

रिफाइंड/पैक्ड फूड

सभी रिफाइंड एवं पैक्ड फूड (प्रसंस्कृत एवं डिब्बाबंद खाद्यपदार्थ) को डेड फूड यानी मृत भोजन कह सकते हैं। इसमें आवश्यक खनिज भी कम होते हैं। परिणामस्वरूप, जब ये शरीर में प्रवेश करते हैं तो इनक्रिटिन हार्मोन द्वारा भेजे गए संकेतों को समझ नहीं पाते हैं। तत्पश्चात् वे सीधे रक्त वाहिकाओं में आकर रक्त की सामान्य स्थिति को

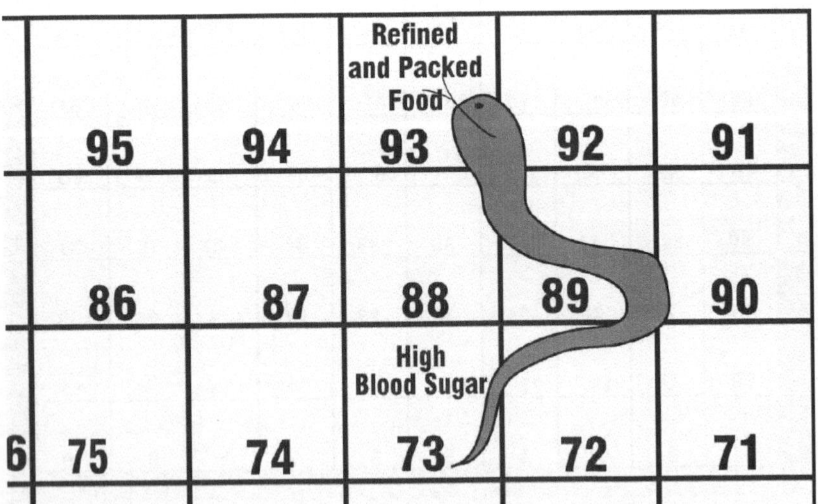

अव्यवस्थित करते हैं और डायबिटीज, हाई ब्लड प्रेशर, कोलेस्ट्रॉल आदि को जन्म देते हैं। यह सड़क पर दौड़ते वीआइपी वाहनों की तरह है, जो यातायात संकेतों की अनदेखी करते हैं, लालबत्ती जंप करते हैं, पूरी यातायात व्यवस्था में बड़ी अव्यवस्था फैलाते हैं, फलस्वरूप आम जनता को बहुत असुविधा होती है।

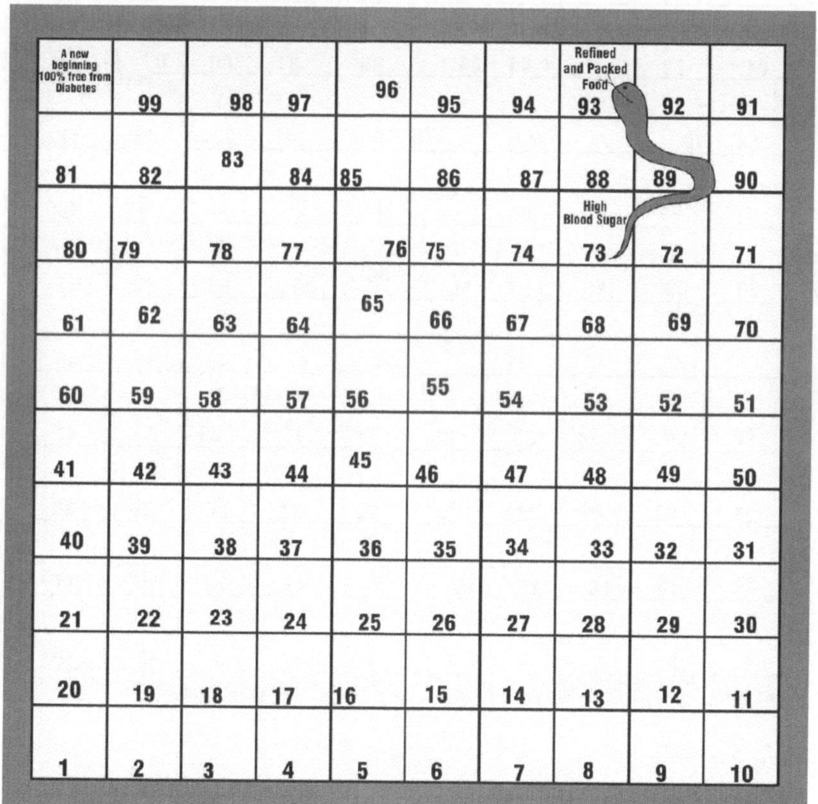

पाचनतंत्र में पहुंचने पर रिफाइंड फूड भी वीआईपी की तरह व्यवहार करते हैं। इसलिए रिफाइंड या पैक्ड फूड को वीआईपी फूड कहा जा सकता है। यदि आप डायबिटीज से बचना चाहते हैं, तो इनसे अधिक-से-अधिक दूर रहने का प्रयास करना चाहिए।

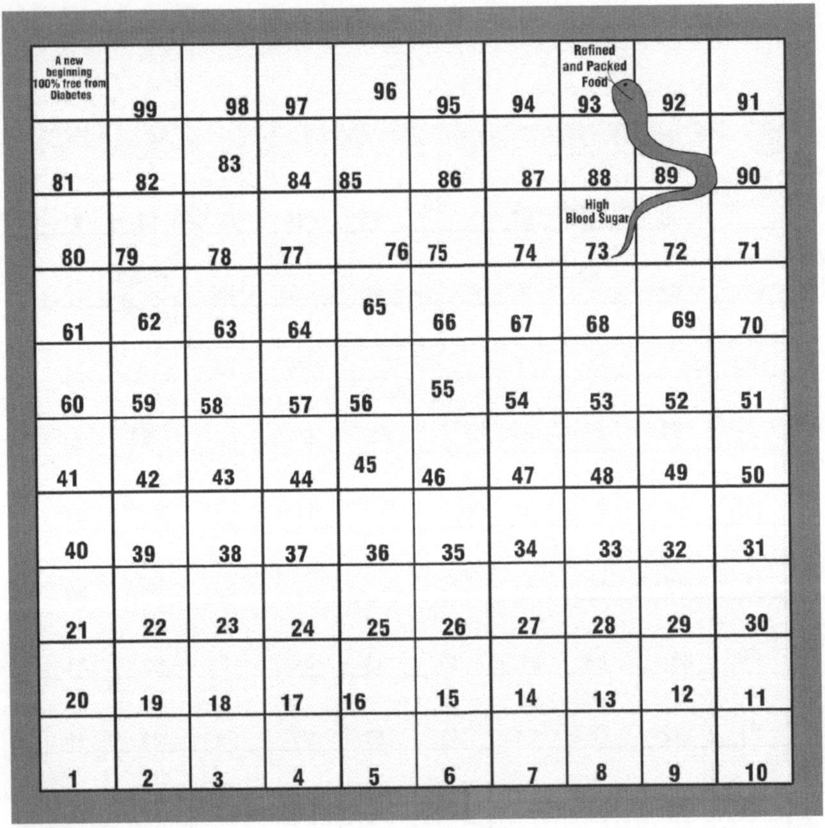

14

पौधों से प्राप्त प्रोटीन

मनुष्य के बीमार पड़ने का सबसे बड़ा कारण मांसाहार यानी एनिमल फूड खाना है। इसमें मुर्गी, मछली, अंडे, सी-फूड एवं दुग्ध उत्पाद शामिल है। मांसाहार का सेवन न करने से कई प्रकार के रोगों से बचा जा सकता है, और यह बात पिछली एक शताब्दी में किए विभिन्न मेडिकल ट्रायल्स से साबित हो चुकी है:

वर्ष	संदर्भ
2008	डीन ओर्निश एवं एलिजाबेथ ब्लैक रूम
2005	चाइना स्टडी
2001	डैश (DASH) डाइट
1992-97	फिनलैंड स्टडी
1985	ब्रिटिश एमआरसी स्टडी
1960-1985	प्रितिकिन एक्सपीरियंस
1928	एडिसन स्टडी
1904	एम्बार्ड - बिजार्ड रिपोर्ट

यहां, कुछ अनजान एवं अल्पज्ञानी लोगों के बीच फैली प्रमुख भ्रांतियां दी गई हैं। वे सोचते हैं किः

1. यदि हम मांस-मछली खाना छोड़ देंगे तो शरीर को प्रोटीन की पर्याप्त मात्रा कहां से मिलेगी।

2. यदि हम दुग्ध उत्पाद खाना छोड़ देंगे तो शरीर को कैल्शियम की पर्याप्त मात्रा कहां से मिलेगी।

अब मेरा उत्तर सुनिएः यह सच है कि मीट या चिकन में पौधों से प्राप्त प्रोटीन से ज्यादा प्रोटीन होता है और दूध कैल्शियम का सबसे बड़ा स्रोत है।

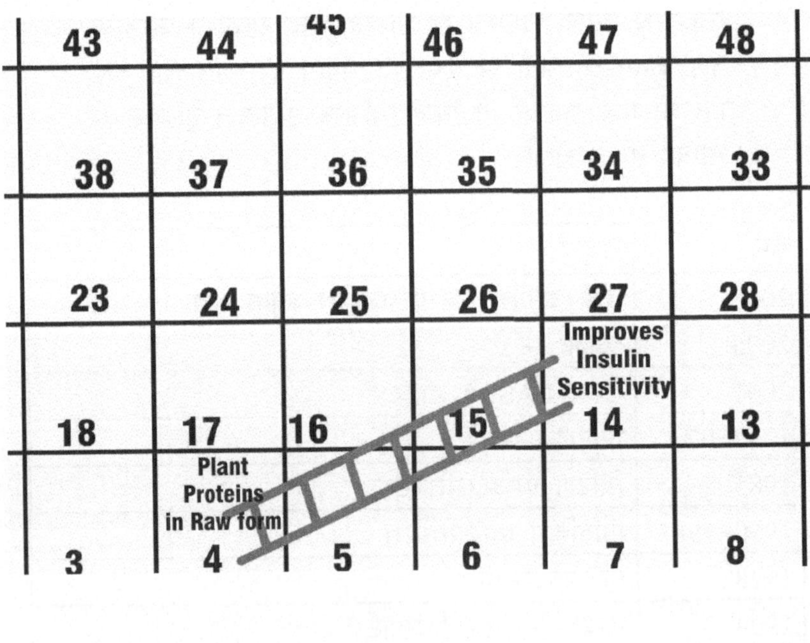

यहां सवाल यह नहीं होना चाहिए कि किसी खास भोज्य पदार्थ में कितना प्रतिशत प्रोटीन या कैल्शियम अथवा कोई अन्य पोषक तत्व मौजूद है। बल्कि सवाल यह होना चाहिए कि इनमें से कितना पचने योग्य है। जैसे कि बालों या नाखूनों में सबसे ज्यादा मात्रा में प्रोटीन पाया जाता है, किंतु कोई भी पशु इन्हें नहीं खाता है क्योंकि ये पचने योग्य रूप में नहीं होते हैं। इसी तरह, लकड़ी में भी बड़ी मात्रा में कार्बोहाइड्रेट पाया जाता है, किंतु कोई भी इसे नहीं खाता है, क्योंकि यह भी पचने योग्य रूप में नहीं होती है।

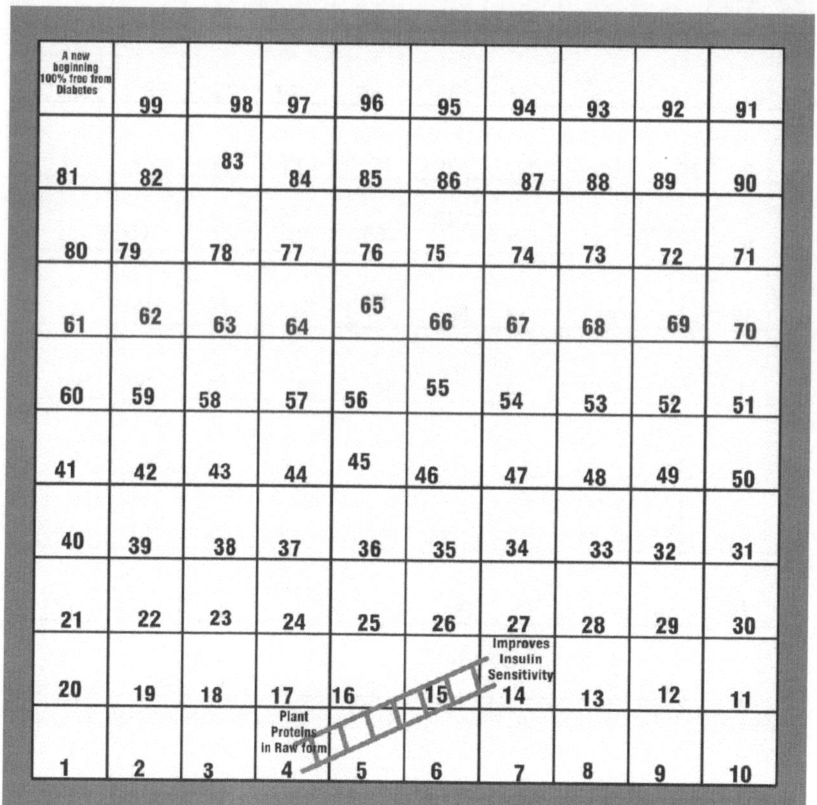

तो अब तार्किक सवाल यह है कि:-

किस भोजन में पचने योग्य प्रोटीन एवं कैल्शियम की सबसे ज्यादा मात्रा पाई जाती है?

तो इसका जवाब है पौधों से कच्चे रूप में प्राप्त भोजन में! यहां तक कि हाथी-घोड़े भी केवल पौधों को ही खाते हैं, जिन्हें धरती के सबसे मजबूत पशुओं के रूप में जाना जाता है।

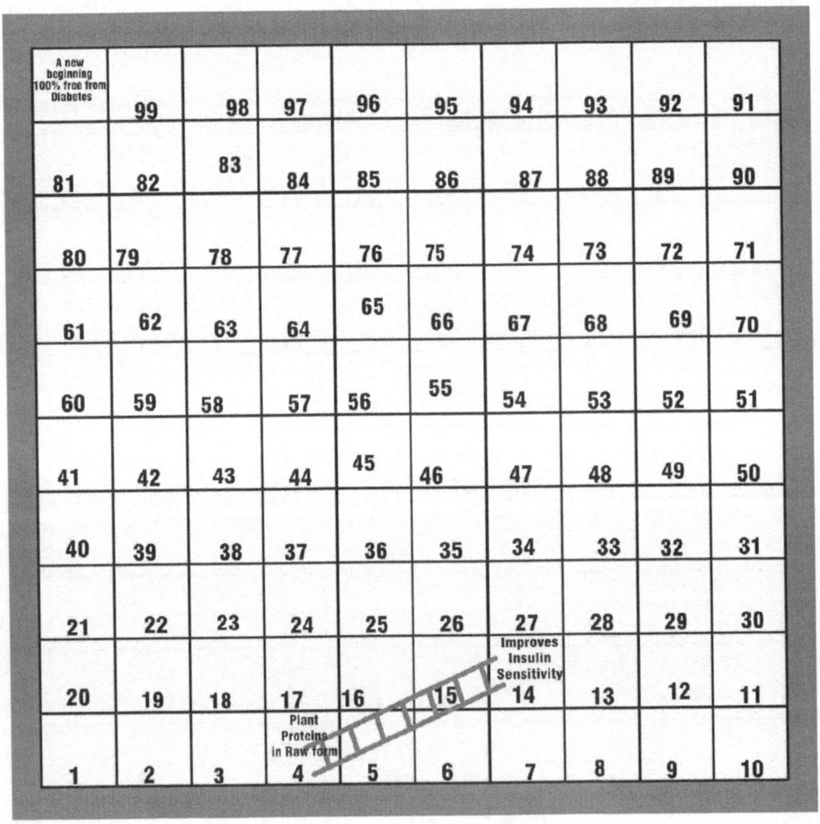

15

इंसुलिन इंजेक्शन

हमारा शरीर अरबों-खरबों कोशिकाओं से बना है। हर कोशिका को जीवित रहने के लिए शुगर की निरंतर आपूर्ति होनी जरूरी होती है। शुगर की आपूर्ति इंसुलिन की उपलब्धता पर निर्भर करती है।

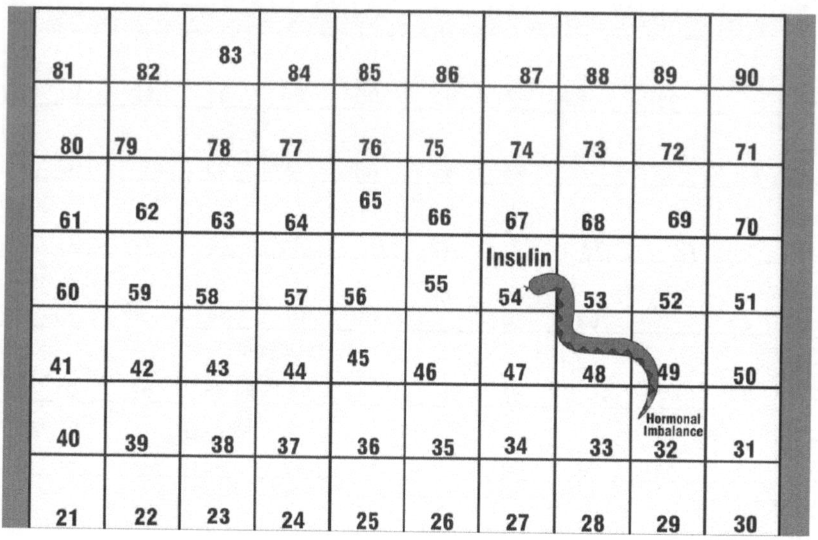

शुगर चयापचय (शुगर मेटाबॉलिज्म) को कार्यपूर्ति के लिए, इन खरबों कोशिकाओं में प्रत्येक को कितनी मात्रा में इंसुलिन की आवश्यकता होगी, इसका अनुमान एवं गणना करना मानवीय प्रयासों से तो असंभव है। जैसा कि आप जानते हैं कि किस समय कितनी मात्रा में इंसुलिन की जरूरत होगी, यह कई कारणों पर निर्भर करता है; जिसमें निम्न शामिल हैं:-

1. उस दिन ग्रहण किया भोजन,
2. उस समय तनाव का स्तर,
3. पिछली रात ली गई नींद
4. शारीरिक क्रियाएं
5. मौसमी परिस्थितियां
6. उस समय कोई रोग

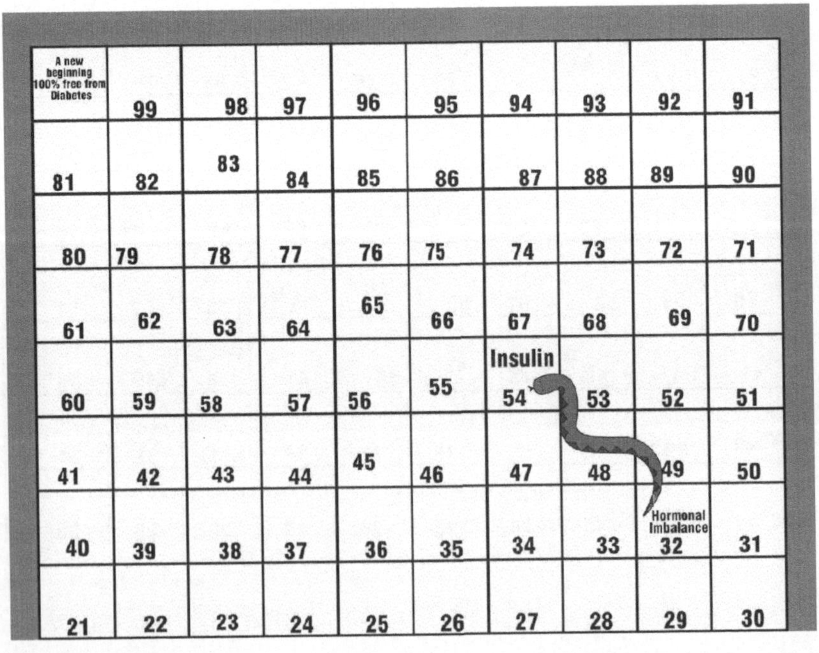

यह अत्यंत सामान्य परिस्थितियां हैं, विशेषकर टाइप-I डायबिटीज पीड़ित बच्चों में इंसुलिन डोज का जरूरत से अधिक अनुमान लगाने के लिए, जिसके फलस्वरूप रक्त में ग्लूकोज या शुगर की निरंतर कमी हो जाती है। परिणामस्वरूप आपातस्थिति में अस्पताल जाना पड़ सकता है। इसलिए मैं, अपने मरीजों को हमेशा सलाह देता हूं कि वे इंसुलिन पर कम निर्भर रहें और यह DIP डाइट लेकर ही किया जा सकता है। इसके बारे में आप पुस्तक में आगे पढ़ेंगे।

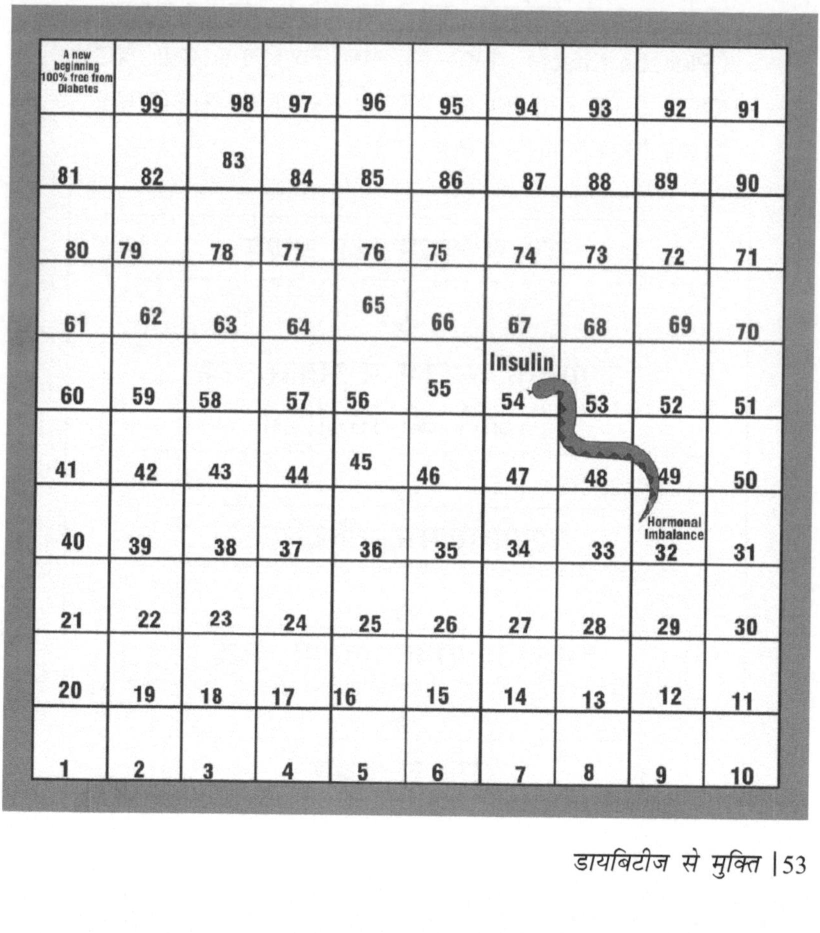

16

सुधार की आशा

विज्ञान सभी प्रकार की बीमारियों के उपचार की दिशा में काम करता है। चिकित्सा की भाषा में इसे प्लेसीबो इन्फेक्ट (Placebo Effect) कहते हैं। नीचे दिया गया फ्लो चार्ट दर्शाता है कि रोगों को दूर करने में, आशा एवं सकारात्मक विचार किस प्रकार सहायक होते हैं।

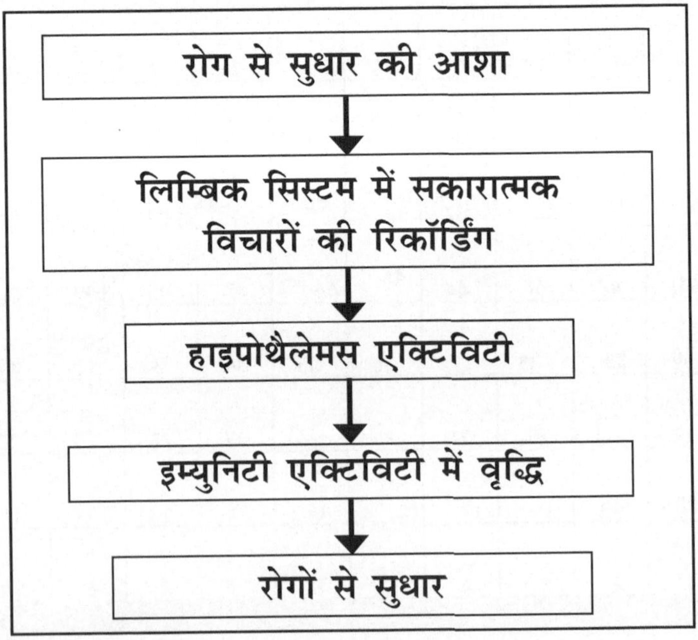

यह स्पष्ट होता है कि DIP डाइट के साथ-साथ डायबिटीज से छुटकारा पाने की आशा डायबिटीज में तेजी से उपचार में मदद करेगी।

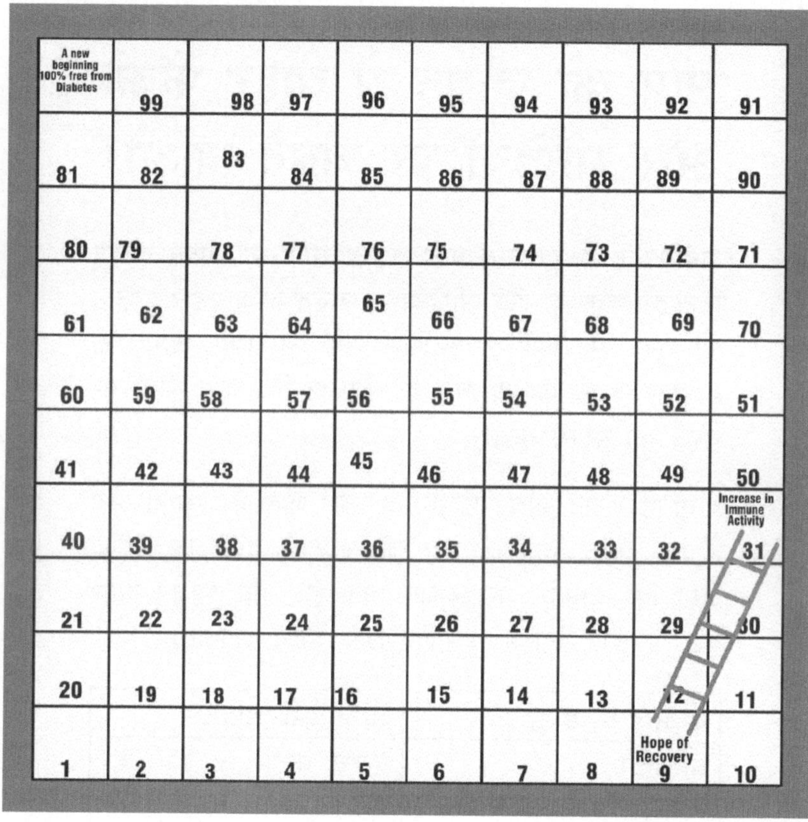

17

सांप को जीवन से बाहर फेंको और सीढ़ियों पर चढ़ते जाओ!

डायबिटीज से छुटकारा पाना है, तो सांपों को अपने जीवन से बाहर फेंक दो और सीढ़ियों पर चढ़ते जाओ। इस पुस्तक की मदद से सांपों से छुटकारा पाने का प्रयास करो, जो डायबिटीज के कारणों जैसे हैं और हर दिन एक सीढ़ी पर चढ़ने का प्रयास करो।

डायबिटीज को जीवन शैली क्षेत्र माना जाता है। इसका अर्थ है कि इसका कारण गलत जीवन-शैली है(न कि जींस, जैसा कि आमतौर पर समझा जाता है) और भोजन इसमें बड़ा योगदान देता है। इसलिए DIP डाइट अपनाएं।

वीआईपी डाइट	डीआईपी डाइट
मांसाहार, रिफाइंड / पैक्ड भोजन	कच्चे फल / सब्जियां

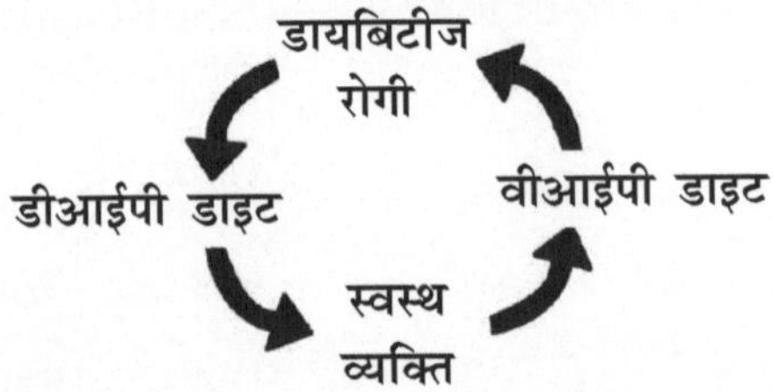

संभव है कि दिन में एक बार किए स्नान से आपके जीवनभर की सप्लाई पूरी नहीं होती है। इसी प्रकार, कुछ दिनों तक DIP भोजन लेना जीवनभर डायबिटीज मुक्त होने की गारंटी नहीं है। इसलिए डीआईपी डाइट को अपने जीवन का स्थायी अंग बनाएं। अपनी चिकित्सीय पृष्ठभूमि के आधार पर स्वयं की डीआईपी डाइट निर्धारित करने के लिए अगले 3 अध्ययन पढ़े।

A new beginning 100% free from Diabetes	99	98	97	96
81	82	83	84	85
80	79	78	77	76
61	62	63	64	65
60	59	58	57	56

18

कछुए जैसी डीआईपी डाइट

अब, आप डायबिटीज की रोकथाम एवं उपचार की दिशा में अंतिम चरण की ओर अग्रसर है! आपकी स्वयं की डीआईपी डाइट का निर्धारण आपको चिकित्सीय पृष्ठभूमि एवं भोजन लेने पर ब्लड शुगर की प्रतिक्रिया के आधार पर निर्भर रहता है। कुछ लोगों का ब्लड शुगर भोजन के पश्चात बहुत धीमे प्रतिक्रिया करता है। कछुए की भांति प्रतिक्रिया देने वाली यह ब्लड शुगर सबसे उचित एवं वांछनीय ब्लड शुगर कही जाती है। इस डाइट को हम कछुए जैसी डीआईपी डाइट कह सकते हैं।

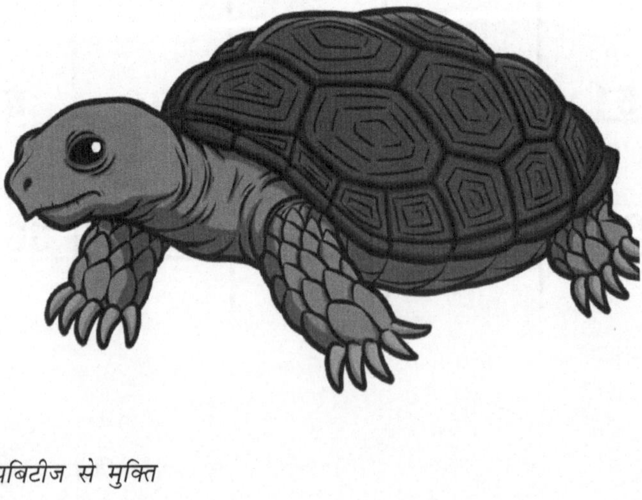

यह निम्न स्थितियों में उपयुक्त होती है:-

1. स्वस्थ लोग जो डायबिटीज की रोकथाम करना चाहते हैं।
2. हाल ही में डायबिटीज टाइप I उपचारित रोगी।
3. डायबिटीज टाइप II के वे रोगी, जो पिछले 5 या कम वर्षों से दवाएं ले रहे हैं।

कछुए जैसी डीआईपी डाइट

स्टेप I : 12 बजे, केवल 3 या 4 प्रकार के फल खाएं, जैसे आम, केला, अंगूर आदि।

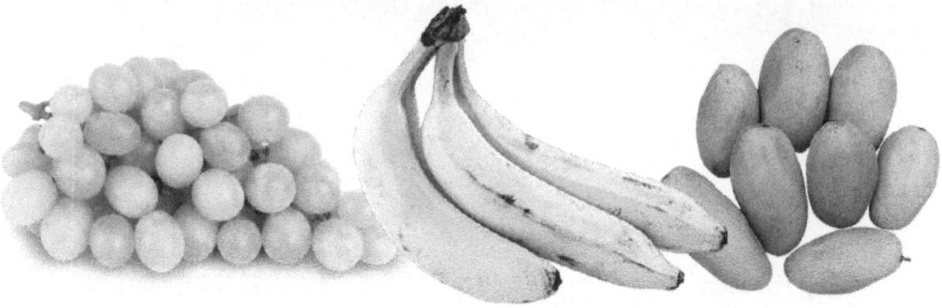

*ग्रहण किए जाने वाली न्यूनतम मात्रा = आपके शरीर का वजन कि.ग्रा. में x 10 = ...ग्राम

उदाहरण के लिए, 70 कि.ग्रा. वजन वाले व्यक्ति को 12 बजे से पहले कम-से-कम 4 प्रकार के 700 ग्राम फल खाने चाहिए।

स्टेप II : अपना दोपहर/रात का भोजन हमेशा 2 प्लेट्स में खाएं।
प्लेट I और प्लेट II

प्लेट I में 4 प्रकार की ऐसी सब्जियां शामिल हों, जिन्हें आप कच्चा खा सकें, जैसे कि गाजर, टमाटर, मूली और खीरा।

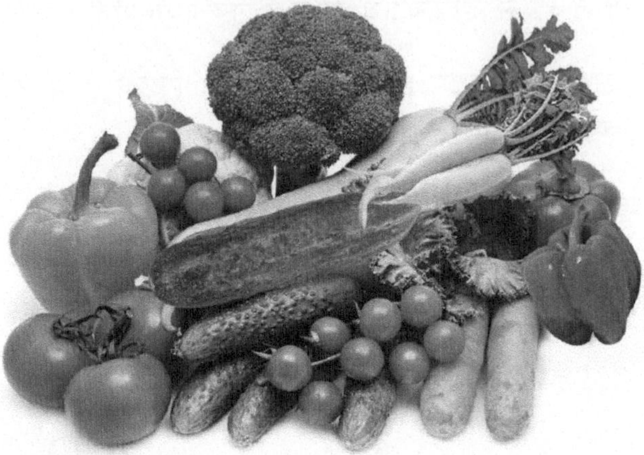

*प्लेट I की न्यूनतम मात्रा = आपका वजन कि.ग्रा. में x 5 = ...ग्राम

उदाहरण के लिए, 70 कि.ग्रा. वजन वाले व्यक्ति को 4 प्रकार की सब्जियों की कम-से-कम 350 ग्राम सब्जियां खानी चाहिए।

प्लेट II में कम नमक व तेल में, घर में पका शाकाहारी भोजन शामिल है।

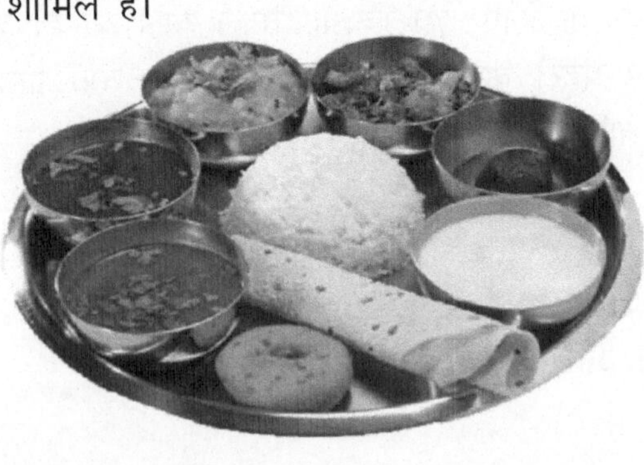

सबसे पहले, ऊपर बताए अनुसार प्लेट I का भोजन समाप्त करें। उसके बाद प्लेट II में से जितना खा सकते हैं, उतना खाएं। हालांकि दोपहर एवं रात के भोजन के लिए समान नियम लागू होते हैं, परंतु हमें रात का भोजन 7 बजे तक करना नहीं भूलना चाहिए।

स्टेप III : इनसे बचें

1. दूग्ध उत्पादों सहित अन्य मांसाहार
2. मल्टीविटामिन टॉनिक एवं कैप्सूल्स
3. रिफाइंड एवं पैक्ड खाना

*रोजाना 40 मिनट तक धूप में रहने का प्रयास करें।

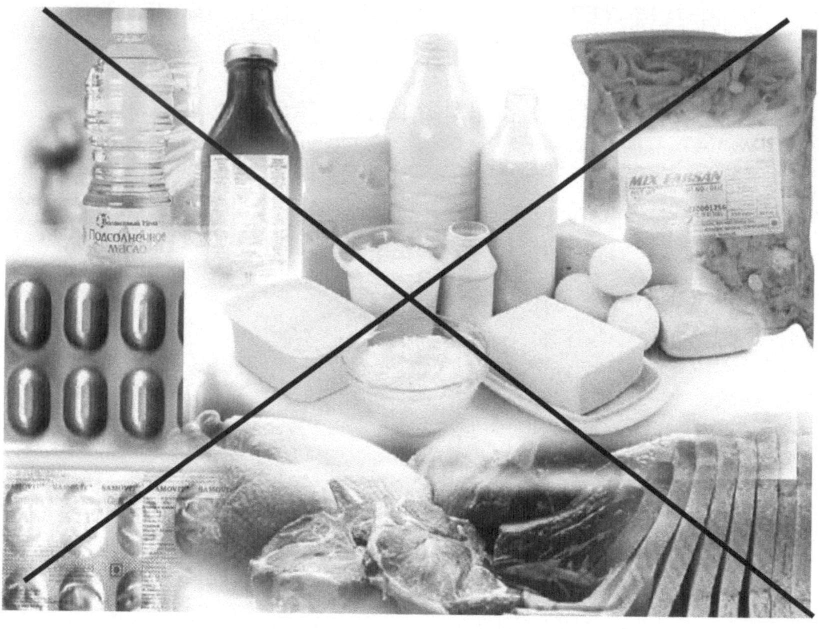

दोपहर/रात का भोजन

प्लेट-I
4 प्रकार की कच्ची सब्जियां

प्लेट-II
घर में पका शाकाहारी भोजन

वजन कि.ग्रा. में X 10 = ...ग्रा.

नाश्ता, दोपहर और रात का खाना, इन 3 मुख्य भोजन के अतिरिक्त स्नैक्स एवं पेय पदार्थों के अन्य विकल्प इस प्रकार हैं:

1. अंकुरित चीजें (शरीर का वजन (कि.ग्रा. में)=......ग्रा)

   उदाहरण: 70 किग्रा. वजन वाले व्यक्ति के लिए दिन भर में 70 ग्रा. अंकुरित चीजें पर्याप्त हैं।

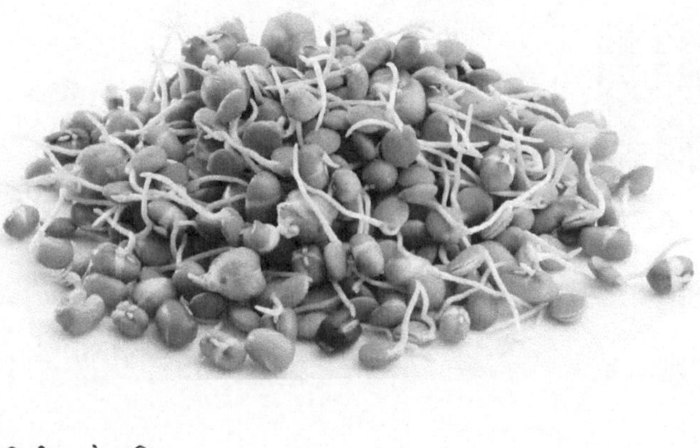

2. सभी प्रकार के सूखे गिरीदार मेवे 'नट्स' पानी में 2-3 घंटे भिगोने के बाद खाए जा सकते हैं। मात्रा=शरीर का वजन (कि.ग्रा. में)=..........ग्रा.

   उदाहरणः 70 कि.ग्रा. वजन वाले व्यक्ति को दिनभर में लगभग 70 ग्रा. नट्स खाने चाहिए।

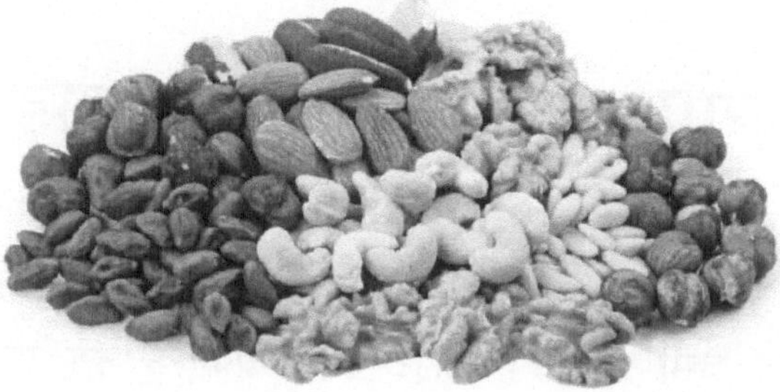

3. स्नैक्स के रूप में फल भी खाए जा सकते हैं।
4. नारियल का ताजा पानी और मलाई।
5. हंजा चाय (बनाने की विधि पुस्तक के अंत में देखें)।

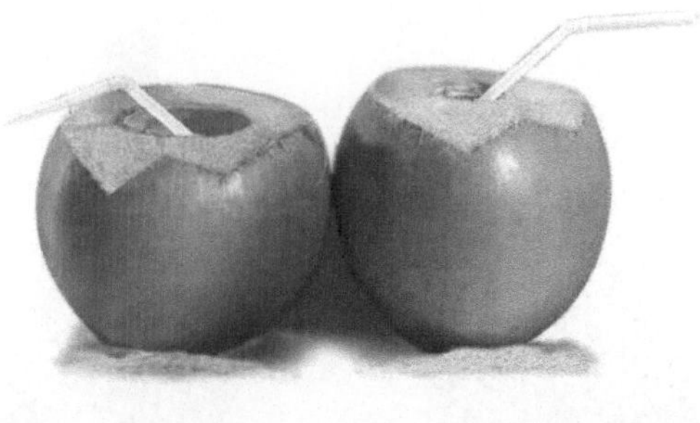

चेतावनीः यह भोजन अत्यंत प्रभावशाली है, यह पहले ही दिन से ब्लड शुगर को नियंत्रित करेगा। इसलिए रोगियों को सलाह दी जाती है कि वे इसके अनुसार ही डायबिटीज की दवाएं लेना कम या बंद करें।

19

खरगोश जैसी डीआईपी डाइट

खरगोश जैसी डीआईपी डाइट डायबिटीज के उन रोगियों के लिए उपयुक्त है, जिनका ब्लड शुगर, खरगोश की तरह खाने को देखते ही बड़ी तेजी से ऊपर चढ़ जाता है और इसे नियंत्रित करना कठिन होता है।

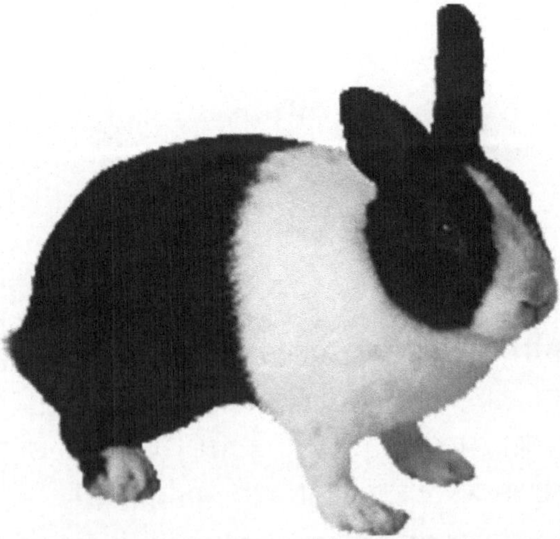

खरगोश जैसी डीआईपी डाइट निम्न स्थितियों वाले डायबिटीज रोगियों के लिए उपयुक्त है, जिसे लेने की सलाह दी जाती है:-

1. पांच वर्षों से अधिक डायबिटीज पीड़ितों के लिए, जो टाइप-2 डायबिटीज के रोगी हैं और इंसुलिन नहीं लेते हैं।
2. 2 वर्षों से टाइप-1 डायबिटीज के रोगी।
3. टाइप-2 डायबिटीज रोगी, जिन्होंने (एक वर्ष के भीतर) इंसुलिन थैरेपी लेना शुरू किया है।
4. पैदायशी ही डायबिटीज रोगी।

एक मामलूी अंतर के अलावा, खरगोश जैसी डीआईपी डाइट और कछुए जैसी डीआईपी डाइट में कोई अंतर नहीं है। खरगोश जैसी डीआईपी डाइट में, रोगियों को पूरे दिन में एक बार ही प्लेट-2 ही खानी चाहिए।

प्लेट-2
घर में पकाया शाकाहारी भोजन

पूरे दिन में केवल एक बार

उदाहरण के लिए: यदि दोपहर के भोजन में, रोगी (प्लेट -1) के साथ प्लेट-2 खाने का निर्णय करता है, तो रात के खाने में वह केवल प्लेट 1 खाएगा। हालांकि प्लेट 1 की अधिकतम मात्रा, रोगी द्वारा उसकी भूख और अभिरुचि द्वारा निर्धारित किया जा सकता है।

रात का भोजन

प्लेट-1
चार प्रकार की कच्ची सब्जियां

चेतावनी: खरगोश जैसी डाइट अत्यंत प्रभावी होती है कि यह स्वयं पहले ही दिन से इंसुलिन पर रोगी की निर्भरता को, 2/3 तक कम कर देती है। इसलिए, रोगियों को (दिन में कम-से-कम चार बार) सावधानीपूर्वक अपना ब्लड शुगर जांचने और उनके ब्लड शुगर की प्रतिक्रिया पर निर्भर इंसुलिन की इकाई को 1/2 से 2/3 तक कम करने की सलाह दी जाती है।

20

मेंढक जैसी डीआईपी डाइट

टाइप-1 और टाइप-2 डायबिटीज के इंसुलिन की एडवांस मात्रा पर निर्भर रोगियों के लिए इस प्रकार की डाइट का सुझाव दिया जाता है, उनका ब्लड शुगर मेंढक की भांति चढ़ता-उतरता है, जिसका अनुमान लगाना कठिन होता है।

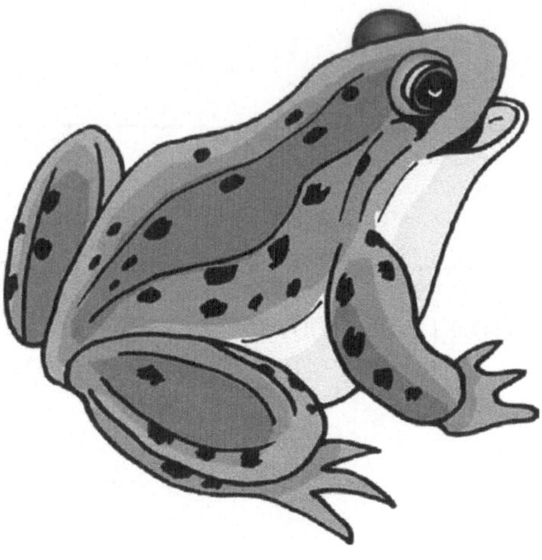

यदि आप मेंढक को नजदीक से देखें तो पाएंगे कि उनकी गतिविधि का अनुमान लगाना कठिन है। कभी वह एक ही जगह पर घंटों बैठा रहता है, तो कभी अचानक लंबी छलांग लगा देता है। एडवांस स्टेज वाले अनेक रोगियों का ब्लड शुगर भी इसी तरह व्यवहार करता है; कि पहले से कुछ भी कहना मुश्किल होता है।

मेंढक जैसी डीआईपी डाइट भी खरगोश जैसी डीआईपी डाइट के समान ही हैं, किंतु केवल दो अंतर हैं:-

1. प्लेट-2 की मात्रा निम्न के बराबर या कम होनी चाहिए:

प्लेट 2 की मात्रा
वजन (कि.ग्रा. में)X2=.......ग्राम

उदाहरण के लिए, 70 कि.ग्रा. वजन वाले रोगी को प्लेट-2 के भोजन का 140 ग्राम से ज्यादा नहीं खाना चाहिए।

2. दोपहर/ रात का भोजन करने से पहले निम्न के बराबर या उससे ज्यादा 2 से 3 प्रकार की हरी पत्तियां जरूर खाएं:

निम्न के बराबर या उससे अधिक 2 से 3 प्रकार की हरी पत्तियां शरीर का वजन (कि.ग्रा. में) = ...ग्राम

उदाहरण के लिए, एक 70 कि.ग्रा. वजन वाले व्यक्ति को दोपहर के साथ-साथ रात के भोजन में 70 ग्रा. या उससे ज्यादा हरी पत्तियां अवश्य खानी चाहिए।

चेतावनी: मेंढक जैसी डाइट शुरू करने के पहले दिन से ही इंसुलिन की जरूरत में आश्चर्यजनक कमी की अपेक्षा की जाती है। इसलिए, मेंढक जैसी डाइट आरंभ करते ही रोगियों द्वारा कम की जाने वाली इंसुलिन की मात्रा का पूर्वानुमान एवं निर्धारण करना कठिन होता है। ऐसे रोगयों को विशेषज्ञ की देखरेख में डाइट शुरू करने का सुझाव दिया जाता है। ऐसे रोगियों के लिए हम हर महीने 72 घंटे का 'डायबिटीज रिवर्सल टूर' आयोजित करते हैं, जहां रोगियों के पाठ हमारे यहां आकर हमसे संपर्क करने या वर्चुअल माध्यम से देखने का विकल्प होते हैं। विस्तृत जानकारी के लिए अगला अध्ययन देखें।

21

72 घंटों में डायबिटीज की छुट्टी रेसिडेंशियल/वर्चुअल टूर

डीआईपी डाइट का प्रभाव इतना शक्तिशाली है कि इस डाइट को शुरू करने के पहले दिन से ही रोगी उनकी दवाएं और इंसुलिन डोज को कम करने या रोकने को बाध्य हो जाएंगे। डीआईपी डाइट पर रहते हुए कुछ रोगियों के लिए ली जाने वाली इंसुलिन की सही मात्रा का निर्धारण कठिन या जोखिम भरा हो सकता है, क्योंकि रक्त में ग्लूकोज या शुगर की मात्रा कम-ज्यादा हो सकती है।

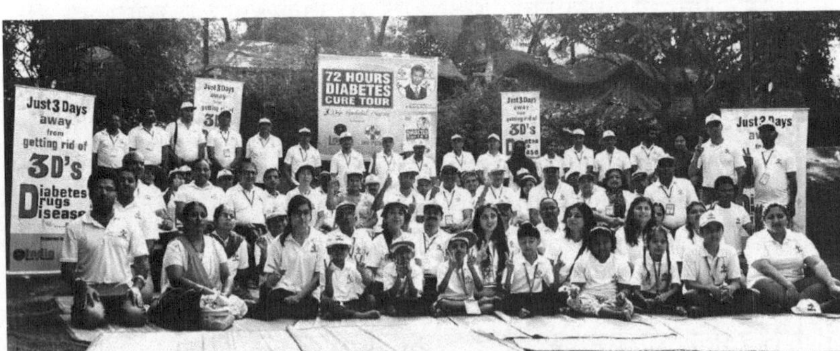

Venue: Zorba The Budha, Ghitorni, New Delhi

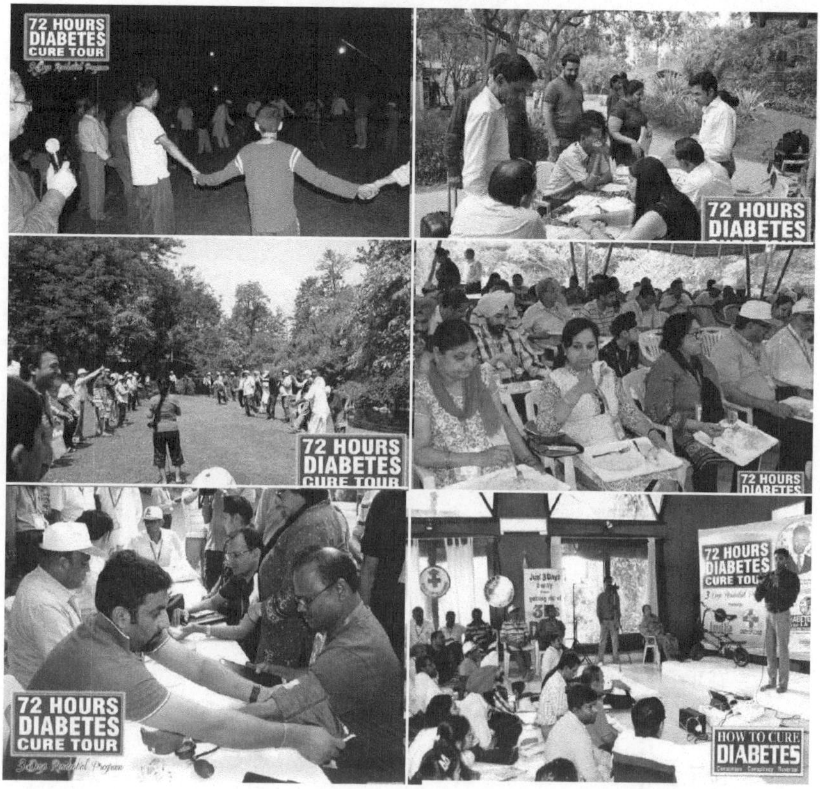

इसलिए आपको सलाह दी जाती है कि डीआईपी डाइट किसी विशेषज्ञ की देखरेख में ही लें। आप भारत के नई दिल्ली या वियतनाम में हो ची मिन्ह शहर में हमारे कैंप में आ सकते हैं अथवा सुविधानुसार अपने घर से हमारे वर्चुअल प्रोग्राम के जरिये, सीधे मेरी देखरेख में भी डीआईपी डाइट ले सकते हैं।

विस्तृत विवरण के लिए लाग ऑन करें www.biswaroop.com

22

मेटाबॉलिक सिंड्रोम कांफ्रेंस, लंदन में प्रकाशित शोध पत्र

विषयः पौधों पर आधारित भोजन से डायबिटीज से छुटकारा (Diabeties Reversal by Plant Based Diet)

उद्देश्य

लक्ष्यः विश्व में डायबिटीज रोग का प्रभाव बड़ी तेजी से बढ़ रहा है। इस शोध का लक्ष्य यह ज्ञात करना है कि दवाइयों को न लेकर और किसी विशेष पौधे पर आधारित डाइट लेकर, क्या डायबिटीज रोगियों के रक्त में ग्लूकोज के बढ़े स्तर को सामान्य किया जा सकता है।

अध्ययन के निष्कर्ष

परिणामः अध्ययन की रिपोर्ट में 84 प्रतिशत रोगियों के रक्त में ग्लूकोज का स्तर नियंत्रित पाया गया और 16 प्रतिशत

रोगियों के रक्त में ग्लूकोज का स्तर आंशिक रूप से नियंत्रित पाया गया। नियंत्रित ग्लूकोज स्तर वाले रोगी 3 दिनों में निर्धारित डाइट के साथ बिना दवाओं और या इंसुलिन के भी रक्त में ग्लूकोज की स्वस्थ एवं सही मात्रा प्राप्त कर सकते हैं। आंशिक रूप से नियंत्रित स्तरों वाले रोगी इंसुलिन की पूर्वनिर्धारित मात्रा में 50 प्रतिशत की कमी करके रक्त में ग्लूकोज का स्तर स्वस्थ एवं सही कर सकते हैं।

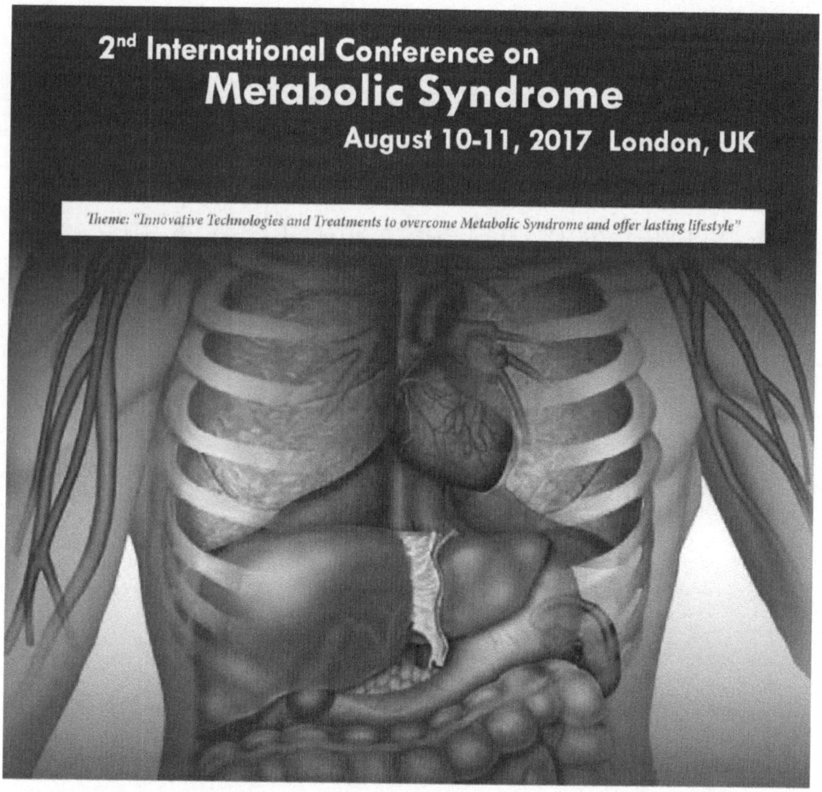

टाइप-2 डायबिटीज के रोगियों के रिपोर्ट ने रक्त में ग्लूकोज का स्वस्थ स्तर बनाए रखने वाली सभी रोगियों में 100

प्रतिशत परिणाम प्राप्त किया। जबकि टाइप-1 डायबिटीज रोगियों में 57 प्रतिशत ने उचित डाइट एवं बिना दवाओं के द्वारा रक्त में ग्लूकोज की मात्रा को नियंत्रित किया। इसके अलावा 43 प्रतिशत रोगियों ने उपयुक्त डाइट एवं इंसुलिन में कमी करके रक्त में ग्लूकोज के स्तर को सही किया। इंसुलिन पर निर्भर समूह में 59 प्रतिशत रोगी उनकी इंसुलिन की आवश्यकता को पूरी तरह छोड़ने में सफल रहे और 41 प्रतिशत इसकी जरूरत को कम-से-कम 50 प्रतिशत तक लाने में कामयाब रहे।

इन 3 दिनों में प्रति व्यक्ति के वजन में औसतन 1.14 किलो की कमी के आधार पर 55 रोगियों ने अपना वजन कम किया। साथ ही उन्हें थकान और कमजोरी से भी सांकेतिक तौर पर राहत मिली। शरीर में ऊर्जा के संचार एवं पोषक तत्त्वों की प्रतिपूर्ति हेतु पौधों पर आधारित यह डाइट फायदेमंद साबित हुई।

शोधपत्र को विस्तृत रूप से पढ़ने के लिए, http//biswroop.com/research-papers/ पर जाएं।

23

आपकी पुस्तक आपकी मनपसंद भाषाओं में

यह पुस्तक धरती से डायबिटीज को समूल मिटाने को प्रतिबद्ध है। इसलिए 14 नवंबर, 2017 को 'वर्ल्ड डायबिटीज डे' के अवसर पर एक साथ 71 भाषाओं में इस पुस्तक का विमोचन किया गया है। इस अवसर पर डायबिटीज की सर्वप्रथम दवा की खोज को 100 वर्ष पूरे हुए हैं। यह पुस्तक निम्न भाषाओं में उपलब्ध है:

- अफ्रीकन
- असमिया
- बास्क
- बंगाली
- बोडो
- बोस्नियाई
- केटालन
- सेबुआनो
- कोरसिकन
- क्रोशियाई
- चेक
- डेनिश
- डोगरी
- डच
- अंग्रेजी
- एस्पेरेन्टो
- एस्टोनियन
- फीनिश
- गेलिसियन
- गुजराती
- हैतियन क्रिओल
- हॉसा
- हवाई
- हिन्दी
- हांग
- हंगेरियन

- आइसलैंडिक
- इंडोनेशियाई
- आइरिश
- इटैलियन
- जापानी
- कन्नड़
- कश्मीरी
- कोंकणी
- कोरियाई
- कुर्दिश
- किरगिज
- लातवियाई
- लक्जम्बर्गिश
- मैथिली
- मालागासी
- मलय
- मलयालम
- मलाटिस
- माओरी
- मराठी
- मणिपुरी
- नेपाली
- नार्वेजियन
- ओडिया
- पंजाबी
- रोमानियान
- रशियन
- सामोआन
- संस्कृत
- संथाली
- स्कॉटिश गेलिस
- सिंधी
- शोना
- सोमाली
- सूडामी / संडानि
- स्वाहिली
- स्वीडिश
- तमिल
- तेलुगु
- थाई
- उर्दू
- वियतनामी
- वेल्स
- जुलु

आप www.biswaroop.com/shop या अग्रणीय ऑनलाइन बुक स्टोर्स से भी अपनी मनपसंद भाषा में पुस्तक या ईबुक खरीद सकते हैं। Contact: sales@dpb.in., www.diamondbook.in.

Diabetes Educator's Certification Training

in
4 Steps

Step 1: Watch 7hrs of exclusive Diabetes Training Video.
Step 2: Read Diabetes cure book.
Step 3: Appear and clear online/postal exam for certification.
Step 4: Receive Diabetes Educator's Kit including:

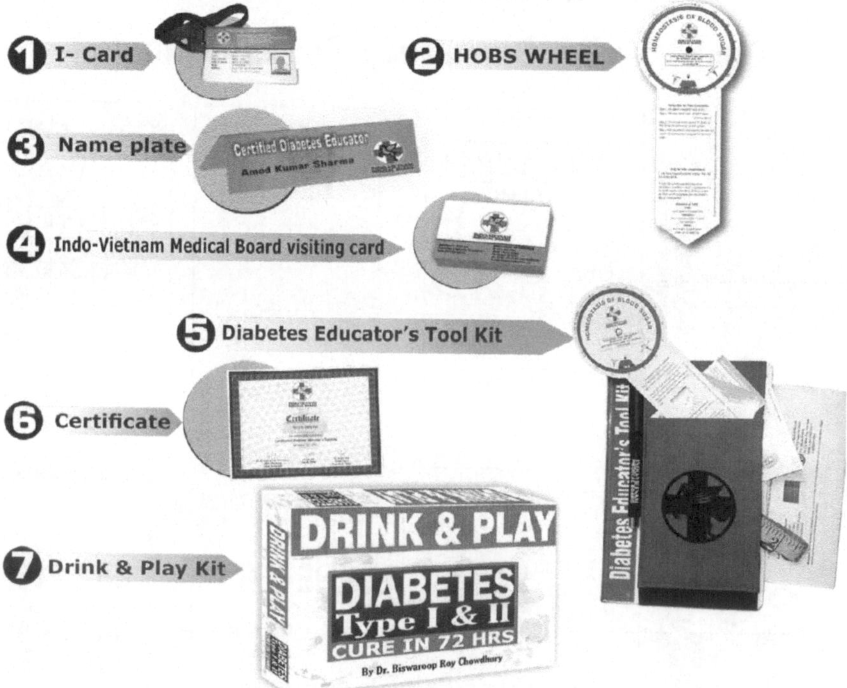

Join the social movement to eradicate Diabetes
be a

Certified Diabetes Educator

&

Open your own diabetes center

Training fee: ₹ 5000/-

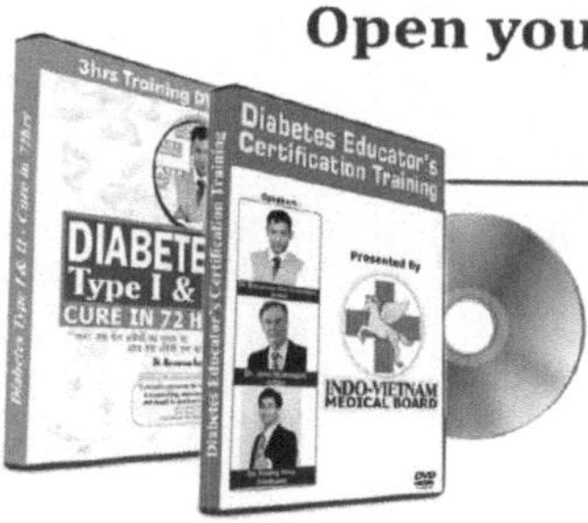

For more information contact :
H.O.: B-121, 2nd Floor, Green Fields,
Faridabad (Haryana)-121003
Call: 9312286540
Email:mw@asiabookofrecords.com,
Website: www.biswaroop.com

"1947 तक देश अंग्रेजों का गुलाम था
आज देश अंग्रेजी दवा का गुलाम है"

Get Rid of 3D's
Diagnosis, Drugs and Diabetes

Books by Dr. Biswaroop Roy Chowdhury

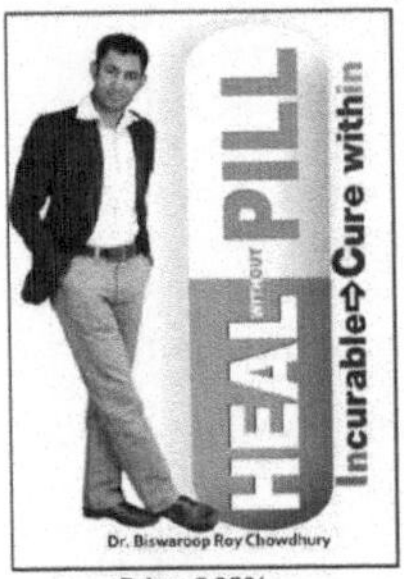

Price: ₹ 250/-
(Courier changes extra)

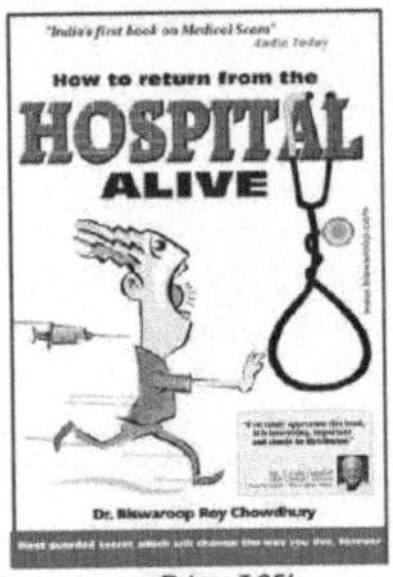

Price: ₹ 95/-
(Courier changes extra)

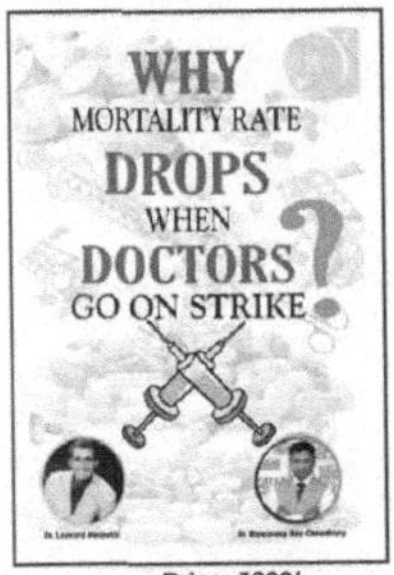

Price: ₹200/-
(Courier changes extra)

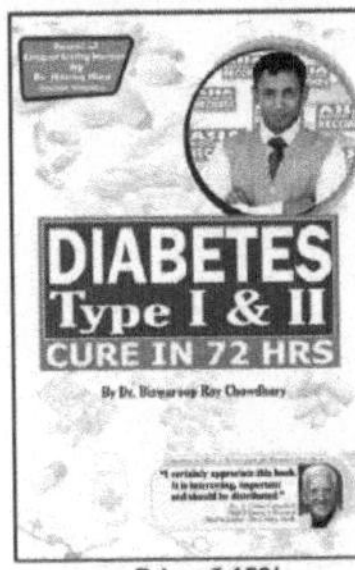

Price: ₹ 150/-
(Courier changes extra)

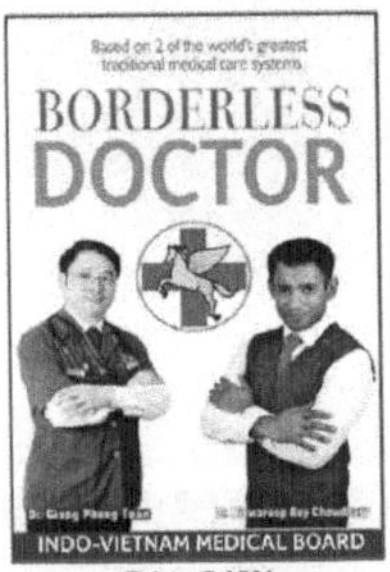

Price: ₹ 150/-
(Courier changes extra)

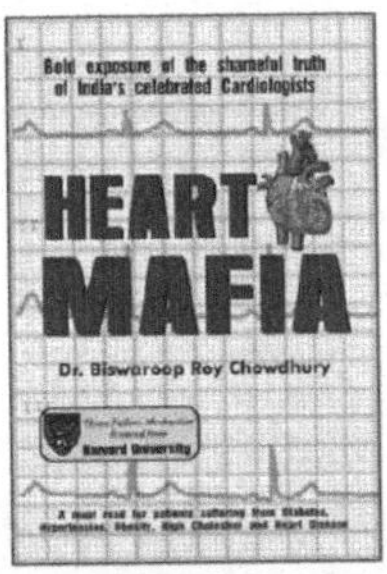

Price: ₹ 150/-
(Courier charges extra)

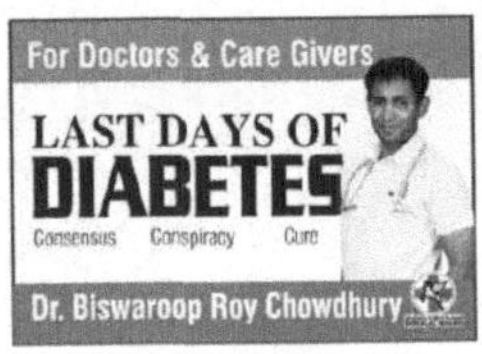

Price: ₹ 150/-
(Courier charges extra)

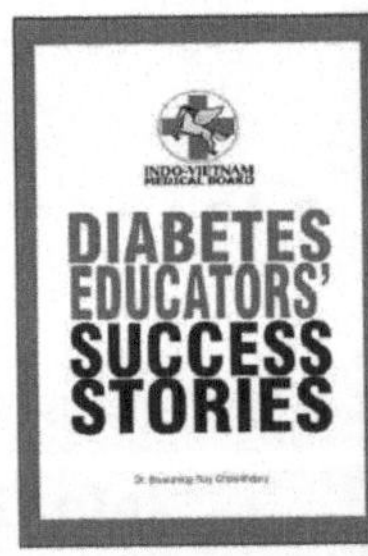

Price: ₹ 195/-
(Courier charges extra)

Buy online at:
www.diamondbook.in.

(Available online of www.diamondbook.in)

(Available online of sales@dpb.in)

WORLD RECORDS UNIVERSITY

World Records University is an autonomous university formed by the conglomeration of National Record Books all across the globe. It has its registered office in UK and India (Faridabad-Haryana).

World Records University has launched Honorary Doctorate in Nature Science and Medicine in India.

Honorary Doctorate in Nature Science and Medicine:

Eligibility Criteria:

World Records University invites application from health practitioners from following fields:

- Allopathy
- Ayurveda
- Naturopathy
- Homeopathy
- Acupressure
- Acupuncture
- Physiotherapy
- Yoga
- Chromotherapy
- Aromatherapy
- Magnet Therapy
- Reiki
- Neuro Linguistic Planning
- Osteopathy
- Pranic Healing
- Reflexology
- Siddha Medicine
- Qi

Steps to Claim Your Honorary Doctorate in Nature Science and Medicine:

Step 1: Submit Honorary Doctorate Degree Application form .You may request for the application form by sending an email at info@worldrecordsuniversity.com or through telephonic request at 09555008451.

Step 2: Your Application will undergo preliminary scanning for approval.

Step 3: After approval /acceptance of the application you will be required to deposit the processing fee.

Step 4: You will be given online study material, assignments and test.

Step 5: Submit the assignments and test.

Step 6: Write thesis on the basis of the format provided by the World Records University.

Step 7: Submit your Thesis.

Step 8: World Records University will authenticate the originality of your thesis and on acceptance by the panel of experts World Records university will confer you with the Honorary Doctorate.

For Details contact us at www.worldrecordsuniversity.co.uk
Email: info@worldrecordsuniversity.com Phone: 0129-2510534, +91-9555008451

***Note:** World Records University is an autonomous body and is not controlled/affiliated to U.G.C. (University Grant Commission)*

The Ultimate honor in alternative medicine...

Let every morning be the Hunza Morning

If you have decided to pick only one of my suggestions for the sake of your health. Then take this suggestion:

Stop consuming tea specially, morning tea. The early morning tea makes the inner lining of your intestinal wall acidic, as after night of fasting your stomach is empty and craving for food. An acidic stomach on a regular basis is the single biggest cause of all kind of inflammatory and lifestyle diseases including arthritis, diabetes etc.

How to stop craving of tea ⟶ Switch to Hunza Tea

Hunza Civilization: Hunza people are the Indians living at extreme northwest of India in Hindu Kush range. They are known to be one of the world's healthiest civilizations, often living up to the age of 110 years.

How to prepare Hunza Tea (serves four):

Ingredients:

- 12 Mint leaves(Pudina)
- 8 Basil Leaves(Tulsi)
- 4 Green cardamom (Elaichi)
- 2 gm Cinnamon (Dalchini)
- 20 gm Ginger (Adrak)
- 20 gm Jaggery (Gur)

Instructions:

- Take 4 cups of water in a tea pan
- Add all ingredients, simmer it for 10mins
- Add a dash of lemon juice and serve hot or cold

For those who are too lazy to collect the above ingredients (to make their own hunza tea) may order

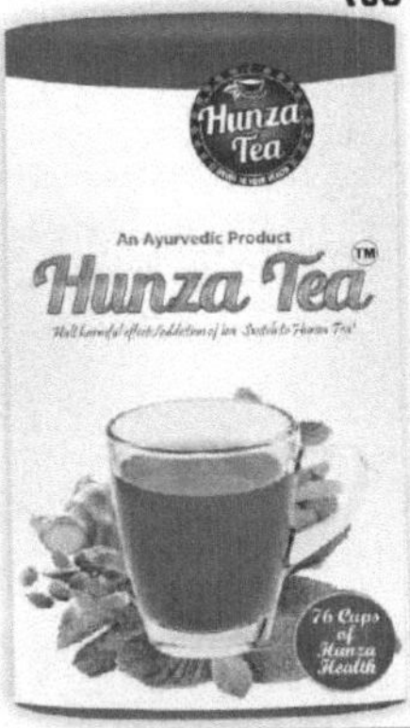

76 Cups of Hunza Health

₹ 200/-
(Courier charges extra)

You may place your order at:

Dynamic Memory Pvt. Ltd.
B-121, 2nd Floor, Green Fields,
Faridabad (Haryana)
Mobile No.: 09312286540, 09313378451
E-mail: mw@asiabookofrecords.com

Books by Neerja Roy Chowdhury

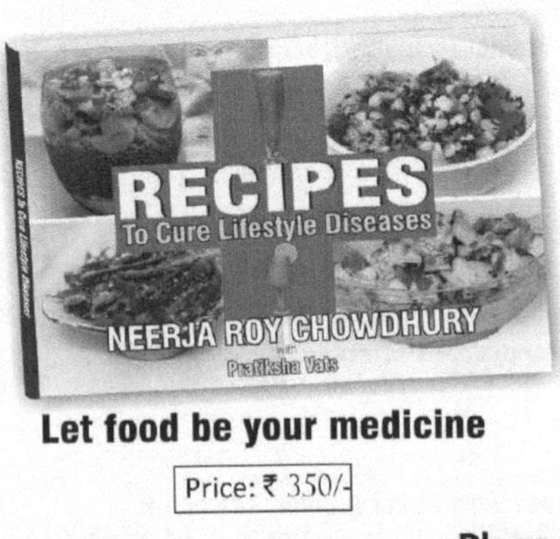

Let food be your medicine

Price: ₹ 350/-

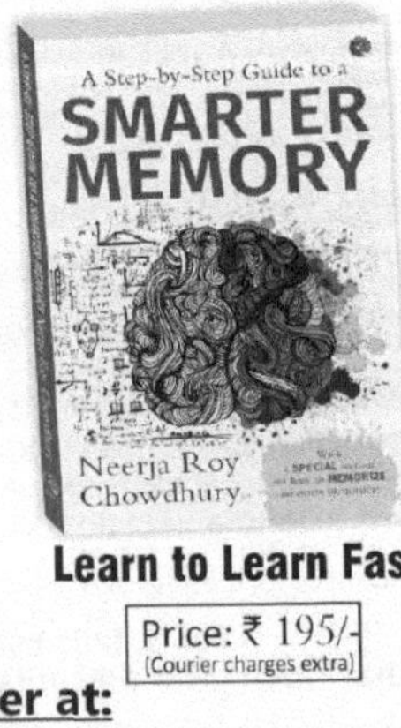

Learn to Learn Fast

Price: ₹ 195/-
(Courier charges extra)

Place your order at:

Dynamic Memory Pvt. Ltd.
B-121, 2nd Floor, Green Fields, Faridabad (Haryana)
Mobile No.: 09312286540, 09313378451
E-mail: mw@asiabookofrecords.com

Log on to www.biswaroop.com to buy products